U0350034

中国医学临床百家

沈华浩 /著

哮喘 ASTHMA
沈华浩 2016 观点

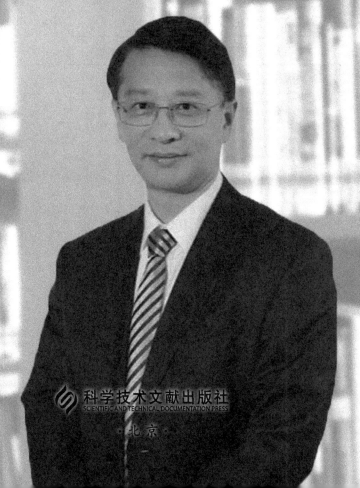

科学技术文献出版社
SCIENTIFIC AND TECHNICAL DOCUMENTATION PRESS
·北京·

图书在版编目（CIP）数据

哮喘沈华浩2016观点 / 沈华浩著. —北京：科学技术文献出版社，2017. 2

ISBN 978-7-5189-2200-0

Ⅰ. ①哮… Ⅱ. ①沈… Ⅲ. ①哮喘—诊疗 Ⅳ. ① R562.2

中国版本图书馆 CIP 数据核字（2016）第 311853 号

哮喘沈华浩2016观点

策划编辑：彭　玉 责任编辑：彭　玉 李　丹 责任校对：赵　瑷 责任出版：张志平

出　版　者　科学技术文献出版社
地　　　址　北京市复兴路15号　　邮编　100038
编　务　部　（010）58882938，58882087（传真）
发　行　部　（010）58882868，58882874（传真）
邮　购　部　（010）58882873
官方网址　www.stdp.com.cn
发　行　者　科学技术文献出版社发行　全国各地新华书店经销
印　刷　者　虎彩印艺股份有限公司
版　　　次　2017 年 2 月第 1 版　2017 年 2 月第 1 次印刷
开　　　本　880×1230　1/32
字　　　数　81千
印　　　张　5.375
书　　　号　ISBN 978-7-5189-2200-0
定　　　价　78.00元

序
Foreword

韩启德

欧洲文艺复兴后，以维萨利发表《人体构造》为标志，现代医学不断发展，特别是从 19 世纪末开始，随着科学技术成果大量应用于医学，现代医学发展日新月异，发生了根本性的变化。

在过去的一个世纪里，我国现代化进程加快，现代医学也急起直追。但由于启程晚，经济社会发展落后，在相当长时期里，我国的现代医学远远落后于发达国家。记得 20 世纪 50 年代，我虽然生活在上海这个最发达的城市里，但是母亲做子宫切除术还要到全市最高级的医院才能完成；我患猩红热继发严重风湿性心包炎，只在最严重昏迷时用过一点青霉素。20世纪60~70年代，我从上海第一医学院毕业后到陕西农村基层工作，在很多时候还只能靠"一根针，一把草"治病。但是改革开放仅仅30多年，我国现代医学的发展水平已经接近发达国家。可以说，世界上所有先进的诊疗方法，中国的医生都能做，有的还做得更好。更为可喜的是，近年来我国医学界开始取得越来越多的原创性成果，在某些点上已经处于世界领先地位。中国医生已经不再盲从发达国家的疾病诊疗指南，而能根据我们自己的经验和发现，根据我国自己的实际情况制定临床标准和规范。我们越来越有自己的东西了。

要把我们"自己的东西"扩展开来，要获得越来越多"自己的东西"，就必须加强学术交流。我们一直非常重视与国外的学术交流，第一时间掌握国外学术动向，越来越多地参与国际学术会议，有了"自己的东西"也总是要在国外著名刊物去发表。但与此同时，我们更需要重视国内的学术交流，第一时间把自己的创新成果和可贵的经验传播给国内同行，不仅为加强学术互动，促进学术发展，更为学术成果的推广和应用，推动我国医学事业发展。

我国医学发展很不平衡，经济发达地区与落后地区之间差别巨大，先进医疗技术往往只有在大城市、大医院才能开展。在这种情况下，更需要采取有效方式，把现代医学的最新进展以及我国自己的研究成果和先进经验广泛传播开去。

基于以上考虑，科学技术文献出版社精心策划出版《中国医学临床百家》丛书。每本书涵盖一种或一类疾病，由该疾病领域领军专家撰写，重点介绍学术发展历史和最新研究进展，并提供具体临床实践指导。临床疾病上千种，丛书拟以每年百种以上规模持续出版，高时效性地整体展示我国临床研究和实践的最高水平，不能不说是一个重大和艰难的任务。

我浏览了丛书中已经完稿的几本书，感觉都写得很好，既全面阐述有关疾病的基本知识及其来龙去脉，又介绍疾病的最新进展，包括作者本人及其团队的创新性观点和临床经验，学风严谨，内容深入浅出。相信每一本都保持这样质量的书定会受到医学界的欢迎，成为我国又一项成功的优秀出版工程。

《中国医学临床百家》丛书出版工程的启动，是我国现代医学百年进步的标志，也必将对我国临床医学发展起到积极的推动作用。衷心希望《中国医学临床百家》丛书的出版取得圆满成功！

是为序。

2016 年 5 月

作者简介
Author introduction

　　沈华浩，教授，主任医师，博士生导师。浙江大学医学院副院长，浙江大学医学院附属第二医院呼吸科主任，长期在临床、教学和科研一线工作，是教育部长江学者特聘教授，获得国家杰出青年科学基金资助。

　　在慢性气道疾病的发病机制和干预策略研究方面，逐渐形成了具有自己特色和影响力的研究体系，近年取得的主要研究成果包括：①在国际上首次发现并命名了一种全新的哮喘类型——胸闷变异性哮喘，这是由中国人命名的为数不多的人类疾病之一，获得国内外同行高度评价，并被写入《全国高等医学院校统编教材：内科学》、本领域权威工具书《呼吸病学》，国家基金委官方网站的基金要闻、新华社、新华网整点新闻、人民网、健康报等媒体做了报道。②率先揭示了嗜酸性粒细胞与哮喘发病之间存在直接因果关系，这是自1879年发现哮喘患者存在嗜酸性粒细胞增高现象以来，国际上第一次有关嗜酸性粒细胞可以直接引起哮喘发病的研究报道，开辟了哮喘靶向治疗研究新领域。③首先提出哮喘发病的骨髓祖细胞-Eotaxin-CCR3调控新机制，这一发现对国际上长期以来一直认为IL-5在哮喘发病中起关键作用的主流学说提出了挑战；首先制备的具有自主知识产权的CCR3单抗有望成为哮喘治疗新手段。④创造性地将疫苗接种预防传染性疾病的思路引入到研究疫苗接种预防哮喘这一非传染性疾病，在国际上首次发现生命早期多次、小剂量、短间隔接种卡介苗可达到长期预防哮喘发生的作用，为制定哮喘预防策略提供新思路，论文发表的同时路透社以"Top News"给予了报道。以上成果先后以第一完成人获国家科技进步二等奖、教育部科学技术一等奖和浙江省科学技术一等奖。在本领域权威期刊《American Journal of Respiratory and Critical Care Medicine》《The Journal of Immunology》《The Journal of Biological Chemistry》《Allergy》《Chest》《European Respiratory Journal》等发表论文近300篇，其中SCI收录101篇，影响因子超过450，论文他引1000余次，他引杂志包括《Science》《Nature Reviews Immunology》《Nature Immunology》等。参加了我国哮喘、慢性咳嗽等7项指南和行业标准的制定。

沈华浩教授先后获"中国呼吸医师奖""卫生部有突出贡献中青年专家"等荣誉称号。现任中华医学会呼吸病学分会副主任委员及哮喘学组组长、中国医师协会呼吸医师分会副会长、美国胸科医师学院资深会员（FCCP）。

前言
Preface

目前，哮喘是对人类影响最大的呼吸系统疾病之一。中国人口基数庞大，加上诱发哮喘的慢性炎症因素无法根除，这种疾病每年为国家带来了难以估量的医疗负担，严重影响患者的生活质量，给患者及其亲朋带来的生活经济损失和精神压力也非常巨大。

近年来，随着医学知识普及和医疗水平提高，全国范围的哮喘早期诊断及治疗已有一定进展，中华医学会呼吸病学分会哮喘学组的同仁们也做了不懈的努力。如对符合国情的中国版哮喘指南的更新和推广，以及国内外信息交流的增加和基础、临床科研的合作，都促进了内科医师，尤其是基层医师对哮喘的进一步认知，提高了诊疗水平。在这种环境下，我萌发了撰写一本关于当下哮喘热点话题的读物的想法，希望能为哮喘的诊治尽一份微薄之力，《哮喘沈华浩2016观点》也应运而生。

在编写此书初期，我曾希望将此书写成老少皆宜的"人与自然"。但因医学知识的差异性，最终选择将具有一定医学基础的医务工作者作为此书的主要读者群。当然，此书中仍有部分章节，比如"特殊类型哮喘的发现与诊断"等，因涉及专业医学略少，在医生的指导下，或许也能让部分哮喘患者有所收获。

本书主要内容包括：我国哮喘的发病趋势不容乐观；哮喘发病中的遗传和环境因素；扑朔迷离——嗜酸性粒细胞在支气管哮喘中的作用；气道高反应性与气道重塑——鸡乎，蛋乎；肺功能检查对哮喘诊断和评估的重要性和临床意义；特殊类型哮喘的发现与诊断；支气管哮喘合并慢性阻塞性肺疾病——不容忽视的临床问题；吸入型糖皮质激素

（ICS）是控制哮喘气道炎症最有效的药物；重症哮喘的诊治新进展；支气管热成形术。正如书名《哮喘沈华浩 2016 观点》所说，这本书里所写的内容是我个人的观点，尽管有足够严谨的研究支持，"观点"终究是带有个人色彩的。因此建议读者切勿将本书中的个人经验完全照搬到临床实践，即使认可其内容的部分借鉴意义，也不应作为直接指导临床工作的思想。且中国大众经济能力、学识学历的不均一分布，要求医生在工作中提出更具有针对性的诊断方法和治疗方案，才能尽量避免照本宣科的错误。

同时，本书中我只是关注了部分热点问题，而没有按照常规的"机制、症状、体征、诊断、鉴别诊断、治疗、预后"来对这个疾病设定框架，因此本书也不能作为教材。且随着医学的发展，本书中部分内容或与目前的医学教材存在一定差异，但相信无人能百分之百确定昨天和今天的阐释究竟谁更准确。因此对于医学生，则应更多立足于教科书。

最后，尽管本书通过尽量客观的视角来针对哮喘的一些问题进行阐释，但我还是希望读者能够秉持"尽信书不如无书"的思想来合适地对本书的内容进行取舍，并且在临床工作中积极发现问题，积极思考，深入研究。

由于时间所限，成书较为仓促，针对本书中的个人观点，如有疏漏偏颇之处，还请各位读者批评指正。

沈华浩

目　录

吸入型糖皮质激素（ICS）是控制哮喘气道炎症最有效的药物 / 102

我国哮喘的发病趋势不容乐观

世界卫生组织（WHO）将每年 5 月的第 1 个周二定为世界哮喘日（World Asthma Day），目的是加强人们对哮喘现状的了解，增强患者及公众对于疾病的防治与管理。2016 年 5 月 3 日是第 18 个世界哮喘日。近年来我国哮喘发病呈现增多趋势，但人们对哮喘的认知与哮喘的疾病控制情况不容乐观，哮喘给国家与人民的经济和生活质量带来巨大的负面影响。据推算，我国哮喘患者人数约为 3000 万，每年医疗费用约为 900 亿元人民币。中国哮喘患者的病死率高于其他国家，为 36.7 人 /10 万人。因此，提高哮喘的重视程度，改善我国哮喘认知与控制现状，对减轻国家与人民的经济负担至关重要。

1. 我国哮喘的流行趋势

中华医学会临床医学科研专项资金和首都医学发展科研基金资助的"全国哮喘患病情况及相关危险因素流行病学调查"对全国有代表性的 8 个省（市）的 190 099 人进行了入户调查。结果显示：我国哮喘的总体患病率为 1.24%，其中患病率最高的省份为四川省，为 2.3%，最低为河南省，为 0.87%。各地区较既往患病率均有所增加，其中患病率增加最多的省份为辽宁省，较 1999 年增加 21.58%。针对全国 0 ~ 14 岁城市儿童哮喘患病率调查的、共纳入 16 城市的 20 年对比研究显示，16 城市总的患病率在 1990 年、2000 年、2010 年分别为 0.96%、1.66% 和 2.38%，呈显著上升趋势。

哮喘患者发病的年龄分布呈现两头高、中间低的 U 形曲线。我国 14 岁以下儿童哮喘的发病率为 3.2%，14 岁以上哮喘发病率为 1.24%，其中 15 ~ 20 岁年龄段哮喘发病率为 0.74%，21 ~ 30 岁年龄段哮喘发病率最低，仅为 0.49%。随着年龄增长哮喘发病率缓慢升高。41 ~ 50 岁年龄段哮喘发病率为 0.87%。但此后哮喘发病率再次迅速升高，51 ~ 60 岁年龄段哮喘发病率为 1.57%。> 70 岁年龄段哮喘发病率升高至 3.1%。这与哮喘是慢性疾病，患病率随着年龄增长呈累计增长有关。

我国成人哮喘的患病率性别特征为女性高于男性，分别为 1.26% 和 1.22%。美国哮喘的患病率性别特征同样为女性高于男性，分别为 9.2% 和 7.0%。但对于 18 岁以下青春期患者而言，男性哮喘患病率高于女性，患病率之比为 1.54：1。此后随着年龄的增加，女性哮喘患病率较男性有所增加，且发病更加难以控制。

2. 我国哮喘发病的主要相关危险因素

"全国哮喘患病情况及相关危险因素流行病学调查"针对哮喘 6 大类可能危险因素中 22 个变量的研究结果提示：

吸烟者哮喘患病率高于不吸烟者，分别为 1.79%、1.06%。国外研究也发现吸烟者哮喘患病率高于不吸烟者。吸烟可增加哮喘的严重性，使病情更加难以控制。

母乳喂养者哮喘患病率低于非母乳喂养者，分别为 1.53%、1.90%。

哮喘的患病率与遗传因素密切相关。其中重要的遗传因素包括：哮喘、变应性鼻炎、慢性支气管炎、慢性阻塞性肺疾病。另外，患有变应性鼻炎、变应性结膜炎、慢性支气管炎、慢性阻塞性肺疾病、支气管扩张症、肺间质纤维化、胃食管反流者，其哮喘患病率明显增加。

肥胖与哮喘发病关系密切，体质指数（BMI）＞28者哮喘患病率为8.47%，而体质指数＜24者哮喘患病率仅为0.86%。国外研究也证明，无论男性女性，超重均可增加哮喘风险。此外，肥胖哮喘患者对激素治疗反应差，急性加重频率高。

3. 我国哮喘患者病情控制不佳

首都医学发展科研基金项目支持的"北京地区哮喘患病率及相关危险因素的调查研究"对2010—2011年北京地区14岁以上的61 107名居民进行了入户调查，结果显示我国哮喘患者疾病控制情况不佳。北京市仅34.9%患者达到哮喘完全控制，另65.1%患者未达到完全控制。21.3%的哮喘患者1年中因哮喘急性加重而就诊于急诊，14.4%的哮喘患者1年中因哮喘急性发作而住院治疗，明显高于欧洲国家。

我国公众对哮喘疾病认识不足，哮喘总体漏诊率达28.8%，其中郊区漏诊率高达46.5%，这可能与基层医生的诊治水平有关，对特殊类型哮喘如咳嗽变异性哮喘、隐匿性哮喘及胸闷变异性哮喘认识不足。哮喘患者对疾病本质认知不足，仅 13.5% 的患者正确地认识到哮喘是一种气道炎症性疾病，将近一半（49.1%）的患者对哮喘是一种什么样的疾病表示根本不清楚。

哮喘患者对哮喘治疗目标认识不足，仅 15.1% 的患者认为哮喘可以做到长期良好或被完全控制，高达 46.7% 的人认为哮喘没有有效的治疗和控制症状的方法，27.7% 的哮喘患者对哮喘治疗目标表示说不清楚。高达 71.2% 的哮喘患者 1 年内未做过肺功能检查，81.2% 的哮喘患者从未听说过使用峰流速仪，仅 1.5% 哮喘患者规律使用峰流速仪。

我国哮喘患者的规律治疗情况不理想，吸入型糖皮质激素（ICS）为哮喘治疗的一线药物，仅有 12.1% 的哮喘患者规律使用 ICS 治疗，仅有 6.1% 哮喘患者规律使用 ICS 联合长效 β_2 受体激动剂（LABA）控制哮喘。而哮喘患者规律使用比例最高的药物为缓释茶碱（口服），占 26.2%，仍有 8.9% 哮喘患者使用全身激素治疗哮喘（肌内＋静脉＋口服），9.5% 哮喘患者选择短效 β_2 受体激动剂控制哮喘。

4. 空气污染与哮喘的关系日趋明显

一项利用全国 120 个环境重点保护城市自建站的调研资料，分析多年逐日空气污染指数（API）及首要污染物资料的研究结果显示，我国 API 整体呈现由北向南逐渐降低的趋势，其中乌鲁木齐、兰州、北京是污染高值中心。API 季节值呈冬＞春＞秋＞夏的顺序排列，春、夏、秋三季，PM10 是我国西北地区的主要污染物，冬季 PM2.5 是华东和华中地区的主要污染物。

污染物对呼吸系统急诊就诊人数的影响存在滞后效应，对呼吸系统而言，累积滞后 2d（Lag02）的 PM10、SO_2、NO_2 与呼吸系统疾病关联的 ER 值达到最大，PM2.5、SO_2、NO_2 浓度每增加 $10\mu g/m^3$，对应的呼吸系统疾病日急诊就诊人数 ER 值分别为 1.72%、1.34% 和 2.57%。在滞后 0～6d（Lag06）的移动平均值与呼吸系统疾病住院人数关联的 ER 值达到最大，PM2.5、SO_2、NO_2 浓度每增加 $10\mu g/m^3$，对应的呼吸系统疾病住院人数 ER 值分别为 0.45%、1.35% 和 3.02%。

污染物对儿童（≤14 岁）和老年人群（≥65 岁）呼吸系统疾病发病率的影响高于成人（15～64 岁）。对儿童的影响最为显著，冷季污染物对人体健康的影响比暖季显著，女性对污染物的敏感性高于男性。低温与高浓度的污染物（PM10、SO_2 和 NO_2）是呼吸系统疾病发病的危险因素，当低温与高浓度污染物共同作用于呼吸系统时，对呼吸系统疾病发病有协同增强效应。而多种污染物对疾病的影响非常复杂，并非简单的协同加强作用。

空气污染是哮喘患者的一大威胁。哮喘的发病及急性加重与接触变应原及空气污染物密切相关。雾霾天气可以使哮喘患者的肺功能水平明显下降。有研究对比了 2012 年与 2013 年 10 月、11 月同期哮喘患者肺功能情况，结果提示第一秒用力呼气容积（forced expiratory volume in one second，FEV_1）绝对值明显下降（$P < 0.05$）。另有研究选择 2013 年 1 月发生的北京市雾霾重污染事件，采用泊松（Poison）回归模型评价全市居民对 10 ～ 15 日高浓度 PM2.5 暴露的急性健康损害风险，结果提示相关健康经济损失高达 4.89 亿元（$95\%CI : 2.04 ～ 7.49$），其中早逝与急性支气管炎、哮喘三者占总损失的 90% 以上。雾霾加重哮喘可能与这些物质能够引起氧化应激并导致哮喘表型发生改变有关。雾霾中还包含了各种各样的免疫原性物质，如真菌孢子和花粉，会加重哮喘症状。

5. 哮喘控制不佳给人民的经济和生活带来巨大负担

哮喘是一种慢性心身疾病，不但从经济负担、耽误工作和学业、夫妻关系和家庭生活等各个方面影响着人们的日常生活，而且哮喘无论是在发作期还是持续期对哮喘患者来说都是一个巨大的应激源，影响着患者的情绪状态、心理健康水平，从而导致哮喘患者的生活质量下降。46.6%的哮喘患者在娱乐、教育、生育和就业4个方面中至少有1项活动受限，甚至有5.4%的哮喘患者在吃饭、个人卫生、大小便等日常自理活动中需要他人帮助。9.5%的哮喘患者认为哮喘影响了自己与朋友或亲人之间的感情，3.6%的哮喘患者因哮喘问题想过自杀。

2009年济南市随机抽样的13 419人中，结果显示152名哮喘患者中，城市和农村哮喘患者及其家人年均误工日分别为10天/年和15天/年；疾病总经济负担为2.90亿元，其中直接经济负担为2.53亿元，间接经济负担为0.37亿元，人均经济负担为4378元。一项陕西省的调查研究结果显示，58.3%患者认为病情恶化时最大的影响是限制或停止运动和日常活动，13.6%表示限制工作或就学。一项针对亚太地区哮喘费用的调查研究结果显示，年平均急性发作期费用（190美元）远高于维持治疗费用（87美元）。据估计目前全球约有3亿哮喘患者，而造成的相应疾病负担约占全球所有疾病伤残调整生命年的1%，与糖尿病患者相当。与哮喘相关的经济费用超过肺结核和HIV/AIDS的总和。发达国家中医疗预算的1%～2%被用于哮喘。据推算，我国哮喘患者人数约为 3000 万，每年医疗费用约为 900 亿元人民币。而且根据 2004 版全球哮喘防治创议（GINA）疾病负担数据显示，中国哮喘患者的病死率高于其他国家，为 36.7 人 /10 万人，显著高于美国和欧洲（3 ～ 6.5 人 /10 万人）。WHO 也指出，如果在未来的 10 年没有有效的解决方法，哮喘的病死率还将上升。

哮喘疾病对患者的日常活动和心理社会功能造成了很大影响。因此应进一步加强哮喘患者的教育和管理，提高患者对哮喘本质和治疗目标的认识程度，使患者了解长期规律治疗哮喘的方法和必要性，从而提高患者的生活质量，降低疾病负担。

参考文献

1. 冯晓凯 . 我国支气管哮喘患病情况及其相关危险因素的流行病学调查 . 北京：北京协和医学院，2014.

2. 刘传合，洪建国，尚云晓，等 . 中国 16 城市儿童哮喘患病率 20 年对比研究 . 中国实用儿科杂志，2015，30（8）：596-600.

3. 全国儿科哮喘协作组，中国疾病预防控制中心环境与健康相关产品安全所 . 第三次中国城市儿童哮喘流行病学调查 . 中华儿科杂志，2013，51（10）：729-735.

4. McHugh MK, Symanski E, Pompeii LA, et al.Prevalence of asthma by industry and occupation in the U.S. working population.Am J Ind

Med，2010，53（5）：463-475.

5. Centers for Disease Control and Prevention（CDC）.Work-related asthma—38 states and District of Columbia，2006-2009.MMWR Morb Mortal Wkly Rep，2012，61（20）：375-378.

6. Wood LG，Gibson PG.Dietary factors lead to innate immune activation in asthma.Pharmacol Ther，2009，123（1）：37-53.

7. Chalmers GW，Macleod KJ，Little SA，et al. Influence of cigarette smoking on inhaled corticosteroid treatment in mild asthma.Thorax，2002，57（3）：226-230.

8. Ozcan C，Erkoçoğlu M，Civelek E，et al.The relationship between gastro-oesophageal reflux disease and asthma during childhood.Allergol Immunopathol（Madr），2014，42（2）：109-114.

9. Von Behren J，Lipsett M，Horn-Ross PL，et al.Obesity，waist size and prevalence of current asthma in the California Teachers Study cohort. Thorax，2009，64（10）：889-893.

10. Bernstein DI.Traffic-related pollutants and wheezing in children.J Asthma，2012，49（1）：5-7.

11. 王文雅.2010-2011 年北京地区 14 岁以上人群哮喘患病情况及相关危险因素的流行病学调查.北京：中国医学科学院北京协和医学院，2013.

12. 张莹.我国典型城市空气污染特征及其健康影响和预报研究.甘肃：兰州大学，2016.

13. 郭锋，郑志刚，田峰.雾霾天气对哮喘病人呼吸功能和气道反应的影响.中国伤残医学，2014，22（7）：111-113.

14. 谢元博，陈娟，李巍.雾霾重污染期间北京居民对高浓度 PM2.5

持续暴露的健康风险及其损害价值评估.环境科学，2014，35（1）：1-8.

15. 高金明.雾霾对我国哮喘患者的影响.协和医学杂志，2014,5(4)：365.

16. 王得翔，季秀丽，马德东，等.济南地区支气管哮喘患者经济负担及其影响因素分析.山东大学学报（医学版），2012，50（5）：124-128.

17. 宋立强，吴昌归，孙秀珍，等.陕西省地区级城市哮喘患者的控制现状及对疾病认知程度的调查.中国呼吸与危重监护杂志，2009,8(4)：351-354.

18. CKW Lai，Y Kim，S Kuo，et al. Cost of asthma in the Asia-Pacific region. European Respiratory Review，2006，15（98）：10-16.

19. Braman SS.The global burden of asthma.Chest，2006，130（1 Suppl）：4S-12S.

20. 林江涛，冯晓凯.应高度重视支气管哮喘的疾病负担研究.中华医学杂志，2014，94（16）：1201-1203.

21. Masoli M，Fabian D，Holt S，et al.The global burden of asthma: executive summary of the GINA Dissemination Committee report.Allergy，2004，59（5）：469-478.

哮喘发病中的遗传和环境因素

哮喘是一种复杂的异源性疾病，其发病机制尚未完全阐明，但环境和遗传因素在其中发挥了重要作用。

哮喘发病有很强的环境因素，流行病学研究显示在西方化生活方式的国家，哮喘的发病率存在很多差异。早期暴露作为成年期哮喘发病的决定因素这一点已被广泛接受。母亲哮喘仍是儿童期哮喘起病的最重要的预测因素，而在农村成长能够对哮喘提供保护作用。其他很多早期暴露如呼吸道病毒感染、婴儿肠道菌群的建立与构成、呼吸道微生物组、子宫内烟草暴露和怀孕期间饮食均与哮喘发病相关。这些因素的发现强调了在哮喘发病机制中环境因素的重要作用，这和过去 50 年西方国家哮喘和过敏性疾病患病率翻倍的情况一致。这也表明哮喘发病风险在生命早期即已确定，哮喘易感性的关键时间窗从子宫内即开始，最多持续到生命的头几年。

除环境因素外，双胞胎及家庭研究显示基因多样性在哮喘的发病机制中也发挥了重要作用。一项对 71 项包含 36 903 对受试者的双胞胎研究的 meta 分析估计哮喘的遗传度为 0.54，其中男性的遗传度高于女性，早期发病哮喘的遗传度高于晚期发病哮喘。有趣的是，尽管哮喘发病率上升主要归咎于环境因素，也有报道显示随着时间的推移，遗传度也逐渐上升。这种增长可能是由于环境因素的改变增加了哮喘易感表型的外显率。和遗传度估计相似，全基因组关联研究（GWAS）已发现了 15～20 个满足严格统计学差异阈值的哮喘风险位点，并且这些哮喘风险位点得到了多项研究的证实。但是这些个体位点对哮喘风险的影响相当小，这些位点的联合效应也只能解释哮喘风险中非常小的一部分。这种现象被称为遗传性缺失（missing heritabilty），在大多复杂疾病中均可能出现这种情况，对这种情况的解释也是众说纷纭。

近几年，哮喘发病中环境和遗传因素方面的研究也已经取得了一些新进展。除已证实的环境因素和基因多态性外，表观遗传学、微生物组学和 microRNA 也在哮喘发病机制中发挥着重要作用。未来在这些方面的研究可能为哮喘的治疗提供新的方向。以下对近 3 年来表观遗传学、微生物组学和 microRNA 在哮喘发病机制中的作用进行简要介绍。

6. 表观遗传学

表观遗传学效应是可遗传的表型特点，它可以通过 DNA 甲基化、组蛋白修饰和 microRNA 调节基因表达。哮喘表观遗传学调节因素可能参与哮喘的发病机制，目前研究最多的是 DNA 甲基化。

目前研究已证实哮喘患者和正常人之间的表观遗传学特征是不同的。例如，一项研究比较了哮喘患者和健康对照组外周血单核细胞的甲基化改变，研究者发现了 81 个差异甲基化区域：在哮喘患者，数个基因甲基化程度较低，包括 *IL-13*、*RUNX3* 和 *TIGIT*；在哮喘患者，11 个差异甲基化区域与血清中高浓度 IgE 相关，16 个与 FEV_1 相关。在另一项研究，研究者比较了非洲裔美国哮喘儿童鼻腔上皮甲基化模式和基因表达与健康对照组之间的差异，发现了 186 个基因有明显的甲基化改变。这些基因包括已知的与哮喘和过敏体质相关的基因，细胞外基质成分，与免疫、细胞黏附、表观遗传学调节和气道阻塞相关的基因。这表明：呼吸道上皮的表观遗传学标记与过敏性哮喘相关。另有关于核谱系甲基化的研究在 36 个位点发现了 IgE 浓度同低甲基化程度之间存在着关联。这些位点的基因编码已知的嗜酸性粒细胞产物，也编码磷脂炎性递质、过敏体质转录因子和线粒体蛋白。一项研究检测了来自于 36 位儿童（18 位哮喘患者，18 位非哮喘患者，年龄为 2～9 岁）的脐带血单核细胞 DNA 甲基化特征。研究发现：脐带血单核细胞包含 589 个与儿童哮喘相关的基因差异甲基化区。而这些基因差异甲基化区所在基因集中于免疫调节和亲炎性通路。在不同哮喘表型，甲基化也存在差异。比如，相比于健康对照组，嗜酸性粒细胞性哮喘、粒细胞缺乏性哮喘和中性粒细胞性哮喘分别有 223、237 和 72 个高度甲基化位点，其中只有 9 个基因是三种表型共用的。

而很多遗传和环境因素也可以触发哮喘相关表观遗传学改变，影响哮喘发生风险。例如，在一项研究中发现：母亲患有哮喘会对其后代的甲基化特征产生影响，而这可能与未来哮喘风险相关。研究者收集了来自在母亲怀孕期间有哮喘诊断的 12 个月大婴儿的外周血单核细胞，分析了其甲基化同对照组之间的区别。研究者发现 70 个 CpG 位点（对应 67 个基因）甲基化程度有明显变化。12 个 CpG 位点（对应 11 个基因）甲基化程度差异超过 10%。母亲有哮喘诊断的婴儿的过度甲基化的基因包括：*FAM181A*、*MRI1*、*PIWIL1*、*CHFR*、*DEFA1*、*MRPL28*、*AURKA*；甲基化程度较低的基因是：*NALP1L5*、*MAP8KIP3*、*ACAT2*、*PM20D1*。*MAPK8IP3* 甲基化与母体血嗜酸性粒细胞、母体呼出气一氧化氮（eNO）测定和母体血清 IgE 呈明显负相关。*AURKA* 甲基化与母体血红蛋白、婴儿身长和婴儿体重呈明显负相关。当母亲患哮喘且使用 ICS，婴儿的 *PM20D1* 甲基化程度更低。当母亲有过敏体质但无哮喘时，婴儿的 *PM20D1* 甲基化程度更低，*MRI1* 甲基化程度更高。这表明：怀孕期间对母体哮喘的暴露与婴儿外周血 DNA 差异性甲基化相关，这可能是未来哮喘发生的危险因素。再有，邻苯二甲酸盐可通过改变甲基化程度增加儿童哮喘风险。研究发现了 3 个基因（*AR*、*TNF-α* 和 *IL-4*）的甲基化程度在哮喘儿童和健康对照组之间存在差异。儿童尿 5OH-MEHP（邻苯二甲酸盐暴露的量化指标）水平较高时 *TNF-α* 启动子甲基化程度较低。*TNF-α* 甲基化程度与 TNF-α 蛋白水平呈负相关。另外，对空气颗粒物质如黑炭和硫的暴露也与哮喘通路的甲基化模式明显相关，这也表明空气污染暴露对哮喘风险的增加也可能是通过甲基化介导的。在另外一项研究中，研究者调查了哮喘儿童鼻腔气道上皮 *TET1*（ten-eleven translocation 1）甲基化水平。*TET1* 能够通过催化作用将 5-methylcytosine（5-甲基胞嘧啶）甲基化为 5-hydroxymethylcytosine（5-羟甲基胞嘧啶）。*TET1* 启动子的 1 个 CpG 位点（cg23602092）甲基化丢失与哮喘明显相关。而受试者家中交通相关空气污染可以明显增加该位点的甲基化水平。该研究证实了 *TET1* 甲基化在哮喘中的可能作用以及其对交通相关空气污染的反应性。

肥胖、性别、年龄等因素也会对表观遗传学特征产生影响，参与哮喘发病机制。有研究表明肥胖哮喘儿童具有特异的甲基化模式：*CCL5*、*IL2RA*、*TBX21* 以及 Th1 极化相关蛋白编码基因启动子区甲基化程度降低，*FCER2*、IgE 低亲和力受体、*TGFB1*、Th 细胞激活抑制剂启动子区甲基化程度增加。在肥胖哮喘患者，T 细胞通路和巨噬细胞激活是两条选择性低甲基化的主要信号通路。另外，染色体 17q12-q21 区与儿童期起病哮喘相关。*ZPBP2*（zona pellucida binding protein 2）位于染色体 17q12-q21 区，甲基化程度在男孩和女孩之间存在明显差异。甲基化程度也与年龄相关，成年男性的甲基化程度高于男孩。该研究证实：性别及年龄相关的甲基化可参与调节基因效果。年龄也可对甲基化程度产生影响。在一项研究中，研究者发现 4 个 CpG 位点与哮喘风险有关，其中 1 个是 cg26937798（*IL4R*）。在 10 ～ 18 岁，随着 cg26937798（*IL4R*）甲基化程度增加时，哮喘发生风险下降。

近年的研究也新发现了一些细胞因子、炎症递质等的表观遗传学修饰与哮喘相关。如 *IL-13*，是唯一一种能诱发实验性哮喘的 Th2 细胞因子，也是人类哮喘发生的重要因素，能够通过表观遗传学相关事件促进疾病发展。原代气道上皮细胞体外暴露于 *IL-13* 一小时后就可在上千个 CpG 位点发现甲基化修饰。这些 *IL-13* 反应性 CpG 位点集中于以前已被证实同哮喘相关的基因周围。另外，这种 *IL-13* 介导的表观遗传学特征很大一部分会出现在从哮喘患者呼吸道及肺标本上新鲜分离的气道上皮细胞上。研究者认为这些表观遗传学改变是 *IL-13* 暴露的长期持续效果。更重要的是，这种表观遗传学标记集中于亲纤维性和亲炎症性通路，这可能提示表观遗传学因素参与了哮喘在气道主要特征的发生和维持。*IL-1* 及其受体也与哮喘相关。研究发现哮喘和过敏体质患者 *IL-1R2* 启动子 DNA 甲基化程度较对照更高。*IL-1R2* 启动子 DNA 甲基化程度和 *IL-1R2* mRNA 表达水平之间是负相关关系。该研究首次证实：在哮喘 *IL-1R2* 启动子 DNA 甲基化程度与其基因表达抑制相关。再有，一项研究评估了学龄期哮喘儿童 *ADRB2*（beta2-adrenergic receptor gene）的甲基化程度。研究者发现高甲基化程度与低哮喘严重度相关。*ADRB2* 基因甲基化程度与呼吸困难减轻明显相关。在另一项研究中，研究者调查了 *NPSR1* 启动子区甲基化与哮喘和环境暴露的关系。研究发现：*NPSR1* 启动子区甲基化程度和基因变异体均可影响核蛋白和 DNA 的结合，进而影响功能。*NPSR1* 启动子区甲基化差异与成人重症哮喘和儿童过敏性哮喘呈明显相关关系。另外，甲基化程度同环境暴露相关因素，如成人吸烟状态、儿童婴儿期父母吸烟相关。

在哮喘发病中，表观遗传学不仅可以单独发挥作用，还可同单核苷酸多态性（SNPs）相互作用。在一项研究中，研究者对 245 位 18 岁女性的血标本 *IL4R* 甲基化程度进行了分析。在调查的 *IL4R* CpG 位点中，cg09791102 与 18 岁时患哮喘相关。研究者也发现：SNP rs3024685 与 cg09791102 甲基化的相互作用时，18 岁时患哮喘的风险最高。另外，*GSDMB*（gasdermin B）和 *ORMDL3*（ORMDL sphingolipid biosynthesis regulator 3）的 SNPs 与儿童哮喘呈强相关关系。研究者还发现在 3 个 CpG 位点哮喘患者和健康对照组之间甲基化程度存在统计学差异：一个在 *IKZF3*，两个在 *ORMDL3*（cg02305874 和 cg16638648）。cg02305874 和 cg16638648 同 *ORMDL3* mRNA 水平相关。SNPs 和 CpG 位点均同 *ORMDL3* mRNA 水平相关。独立于甲基化，SNPs 可以影响基因表达。

现已有初步研究探讨了使用表观遗传学特征预测包括哮喘在内的过敏性疾病风险的价值。一项研究调查了11～15个月婴儿的食物过敏情况，发现了一种96-CpG标记可以区分食物过敏个体和食物致敏个体，还可以区分食物过敏婴儿和非食物过敏婴儿。他们的研究也证实甲基化标记对临床过敏的预测作用要高于鸡蛋特异性IgE和花生特异性IgE。使用甲基化标记，研究者对包含48名个体的队列的食物过敏状态预测的准确率达到了79.2%。另一项研究也支持了这种可能性。该研究检测了有食物过敏和无食物过敏儿童在出生时和12个月时的甲基化组。研究者在CD4$^+$T细胞发现了一个新的92-CpG标记可以区分在12个月时出现临床食物过敏症状的婴儿。更重要的是，这种92-CpG标记从出生到12个月时是稳定的，这意味着有这种92-CpG标记的儿童在出生时注定会出现食物过敏。

DNA甲基化也与哮喘的治疗反应有关。Vanin 1（VNN1）表达水平与急性哮喘儿童系统性激素治疗反应相关。在哮喘模型VNN1是对激素治疗出生反应所必需的。在VNN1启动子的一个CpG位点的甲基化程度在治疗反应良好组和反应较差组之间存在差异，该位点的甲基化程度与VNN1 mRNA表达水平相关。这意味着VNN1参与了激素治疗反应，在哮喘儿童，鼻腔上皮VNN1 mRNA表达水平和 VNN1 启动子甲基化可能作为有效的治疗反应标志物。

7. 微生物组学

人类微生物组是寄居于人体的共生和病原微生物生态社区的总称。微生物组对人体健康和疾病意义重大，可被视为一种新器官系统。在成人小肠有大概 1000 亿个细菌，微生物占人体细胞的 90%。人类基因组包含 21 000 个编码蛋白的基因，而微生物组包含了 300 万个基因。越来越多的证据显示：肺和肠道微生物组组成决定了哮喘和过敏的风险。

肠道微生物组可以影响哮喘的表型。相比于在常规 SPF（specific pathogen-free）条件下长大的小鼠，在无菌环境中长大的小鼠的肺过敏性气道反应性增强，可能是因为它们免疫系统的发育改变。相比于一般的过敏小鼠，无菌的过敏小鼠气道的嗜酸性粒细胞和淋巴细胞浸润增强，当使用 SPF 微生物重新定植无菌小鼠后这种情况可以逆转。但对肠道微生物组的干预并不能降低哮喘风险。一项对 25 项研究的 meta 分析评估了在儿童益生菌摄入对过敏体质和哮喘的预防效果，结果显示益生菌摄入虽然可降低 IgE 水平和致敏风险，但不能降低哮喘或喘息发生的风险。

以往人体肺被认为无菌的，但现代研究显示正常人类的肺是有细菌定植的。研究已证实哮喘患者和健康对照组之间下呼吸道微生物群组成是不同的。在成人哮喘患者，变形菌门细菌（proteobacteria）常见，特别是嗜血杆菌属细菌（haemophilus）；而在健康对照组中拟杆菌（bacteroidetes）更常见。另外在儿童哮喘患者，变形菌门细菌的含量也较健康对照组更高。2013年的一项研究也发现了哮喘患者和健康对照组之间诱导痰中真菌组成的差异。近期的一项研究显示：在小鼠呼吸系统过敏性疾病模型，对屋尘螨的早期暴露可以影响肺部细菌菌落的构成。出生后肺部细菌负荷和细菌菌落构成与对空气变应原暴露减少相关。儿童哮喘患者肺中的细菌负荷也较健康对照组更高。6周的阿奇霉素治疗可降低哮喘患者细菌负荷，使普氏菌（prevotella）从4.54%下降到3.43%，葡萄球菌（staphylococcus）从10.49%下降到4.59%，嗜血杆菌（haemophilus）从10.74%下降到3.28%。在某些哮喘患者，阿奇霉素治疗不仅可降低气道细菌数目，还可改变微生物种群，使厌氧球菌（anaerococcus）成为含量最多的细菌。另外儿童哮喘患者气道微生物多样性也明显增高，使用抗生素治疗后气道反应性会明显下降。

目前研究显示气道细菌定植可能与哮喘发展和严重

程度有关。比如在婴儿口咽检测到卡他莫拉菌（moraxella catarrhalis）、流感嗜血杆菌（haemophilus influenzae）或肺炎链球菌（streptococcus pneumoniae）可以明显增加反复发作喘息和儿童时期出现哮喘的风险。再有，鼻咽微生物组是下呼吸道感染和哮喘的危险因素，早期无症状葡萄球菌定植是哮喘的有效预测指标，而抗生素使用可以扰乱无症状的细菌定植模式。相比于非哮喘对照组，在哮喘患者支气管活检标本中发现肺炎支原体（mycoplasma pneumoniae）或肺炎衣原体（chlamydia pneumoniae）的比例更高，而在这些患者使用克林霉素可以改善肺功能。但是也有不一致的数据，比如在吸入型糖皮质激素控制不佳的轻中度哮喘病例中，Sutherland 发现克林霉素不能改善肺功能或气道炎症。另外新生小鼠肺部感染幽门嗜血杆菌（helicobacter pylori）可以对哮喘样特征提供保护作用，如气道高反应性（airway hyperresponsiveness，AHR）、肺组织炎症和杯状细胞化生；使用抗生素治疗后这种保护作用会消失。在严重哮喘患者，支气管微生物组构成同几项疾病相关特征有关，如 BMI、ACQ（Asthma Control Questionnaire）评分改变、痰中总白细胞计数和支气管活检标本嗜酸性粒细胞值。相比于轻症哮喘患者和健康对照组，重症哮喘患者的放线菌（actinobacteria）比例明显增高。另外难治性严重哮喘者痰中含有更多量的卡他莫拉菌（moraxella catarrhalis）、流感嗜血杆菌（haemophilus influenzae）和肺炎链球菌（streptococcus pneumoniae），这是与肺功能下降、BAL 中性粒细胞和 *IL-8* 增加相关。肺炎链球菌定植与复发性喘息和哮喘风险增加相关。而在哮喘小鼠模型，杀灭肺炎链球菌可能作为一种有效的免疫调节治疗。

另外微生物组也可对哮喘的治疗反应产生影响。研究现已发现：在门水平，激素敏感性哮喘患者和激素抵抗性哮喘患者支气管肺泡灌洗液微生物组无差异；但在属水平存在差异。副流感嗜血菌仅在激素抵抗性哮喘患者分离出。使用副流感嗜血菌感染巨噬细胞可激活 p38 MAPK、上调 *IL-8*、上调丝裂原活化蛋白激酶磷酸酶 1（mitogen-activated kinase phosphatase 1）的 mRNA 表达及抑制激素反应。而产黑普雷沃菌（prevotella melaninogenica）感染不会出现上述情况。抑制 transforming growth factor-beta-associated kinase-1（TAK-1）、MAPK 的上游激活物，可恢复细胞对激素的反应性。对激素抵抗性哮喘患者的研究显示：某些革兰阴性菌可激活 TAK-1/MAPK 诱发激素抵抗。抑制 TAK-1 可恢复细胞对激素的反应性。

8. microRNA

microRNA 是一种能调节基因表达的内源性 RNA。研究已证实 microRNA 和 microRNA 目标位点的 SNP 同哮喘相关，这意味着 microRNA 活性直接参与人类过敏性疾病的发病机制之中。研究者通过对包括哮喘、变应性鼻炎、嗜酸性粒细胞性食管炎和接触性皮炎等在内的过敏性疾病的人体活检标本和小鼠模型的研究调查了 microRNA 表达情况，研究显示：在过敏性炎症中 10% ～ 20% 的 microRNA 表达发生了改变。比如，变应性鼻炎患者 miR-155、miR-205 和 miR-498 水平增加，miR-let-7e 表达下降。SPT (positive skin prick test) 阳性患者 miR-155 和 miR-205 表达较 SPT 阴性患者增加，miR-let-7e 表达较 SPT 阴性患者下降。另外，相比于健康对照组，哮喘患者的鼻腔黏膜上 miR-18a、miR-126、miR-let-7e、miR-155、miR-224 表达下调，miR-498、miR-187、miR-874、miR-143、miR-886-3p 表达上调。另一项研究发现：严重哮喘患者有 10 种 microRNA 表达上调，这 10 种 microRNA 在那些严重急性发作的患者中也更高。在过敏性患者 5 种 microRNA 表达较非过敏患者超过两倍。另外，产 IL-22 的 T 细胞和产 IL-17 的 T 细胞在过敏性疾病中发挥了重要作用，miR-323-3p 作为一种负反馈调节控制 IL-22 的产生，从而影响哮喘中的 T 细胞反应。在产 IL-22 的 T 细胞中，miR-323-3p 表达上升，miR-93、miR-181a、miR-26a、miR-874 表达下降。这些表达有差异的 microRNA 可以影响 T 细胞的增殖、分化和效应细胞作用。在 IL-22（+）/IL-17（+）T 细胞中，miR-323-3p 表达水平最高，这 miR-323-3p 可抑制 TGF-β 通路的多种基因和 T 细胞的 IL-22 产生。哮喘患者外周血单核细胞 miR-323-3p 表达上调，而且在体外培养外周血单核细胞时 miR-323-3p 水平和 IL-22 产生呈负相关。在卵清蛋白诱发的哮喘模型中，二烯丙级硫醚（DAS）可以通过调节 microRNA-144、microRNA-34a、microRNA-34b/c，增强被卵清蛋白抑制的 Nrf2 活性，降低支气管肺泡灌洗液中炎性细胞数目，IL-4、IL-10 水平，血清中卵清蛋白特异性 IgE 水平，抑制卵清蛋白诱发的肺部炎症细胞聚集和黏液高分泌。鉴于研究的组织类型和变应原暴露的多样性，上述 microRNA 的发现提示病理性 2 型免疫反应的特征。这些 microRNA 改变可能反映了组织细胞成分的改变，而过敏反应的特点就包括炎症细胞涌入与反应性上皮和基质改变。上述的几种 microRNA 如 miR-21、miR-135a、miR-146b、miR-193b 和 miR-223 在嗜酸性粒细胞的体外分化时表达上调。所以 microRNA 在过敏组织的差异性表达可能反映了这些炎症细胞募集。事实上，细胞募集和 microRNA 表达之间的联系已得到研究支持。如在过敏体质皮炎，浸润皮肤的 CD4$^+$T 细胞也是 microRNA-155 的主要细胞来源。

MicroRNA 参与 2 型免疫的各个方面，包括细胞存活、生长和扩增过程，也参与细胞的分化、极性化过程和效应器反应。microRNA 可通过作用于多种 mRNA 从而形成调节网络，这在 2 型免疫反应中已得到证实。对多种细胞、疾病和模型进行的研究显示：单个 microRNA 可以改变调节关键信号通路正向或负向调节过敏反应。在哮喘患者，浸润气道的 T 细胞 miR-19a 表达上调，miR-19a 进一步通过作用于编码 *PTEN*、*SOCS1* 和 *A20* 的 mRNA 协同性地调节多条信号通路，最终促进 Th2 细胞因子产生。过敏体质皮炎患者的角质细胞 miR-146a 表达上调，而 miR-146a 可抑制多种 IFN-γ 因子和过敏体质皮炎相关基因。

多种 microRNA 也可以通过调节共有信号通路调节 FcεRI 介导的肥大细胞功能。miR-155 和 miR-223 均可抑制肥大细胞脱颗粒化和细胞因子产生，其机制可能与 PI3K-AKT 信号通路的选择性改变有关。miR-142-3p 和 miR-221 可以增强肥大细胞对 FcεRI 介导的脱颗粒化和黏附。miR-142-3p 直接作用于 LPP，而 LPP 可以抑制肥大细胞的脱颗粒化以及调节肌动蛋白。miR-221 可诱导肥大细胞的细胞骨架基因表达改变。但目前还需进一步研究揭示各种 microRNA 发挥作用的分子学网络以及它们在过敏性反应中如何发挥控制作用。

对上皮细胞和平滑肌细胞 microRNA 的研究证实：microRNA 在过敏性炎症反应中对非造血细胞信号通路也可发挥调解作用。平滑肌细胞和上皮细胞增生是哮喘气道重塑的特征。而 microRNA 对 TGF-β 信号通路的调节在平滑肌细胞和上皮细胞都存在。在重症哮喘患者的气道平滑肌细胞 TGF-β 可诱导 miR-221 高表达，miR-221 促进气道平滑肌细胞的增殖和 *IL-6* 的释放。过度舒张也参与了过敏性哮喘的发病机制。人气道上皮细胞舒张可诱导 miR-155 表达，而 miR-155 促进 IL-8 分泌，并直接作用于 *SHIP1*。重症哮喘患者的气道上皮细胞 miR-19a 的表达也上调，而 miR-19a 也可促进细胞增生。miR-19a 可直接作用于 *TGFβR2*，抑制或过表达 miR-19a 可调节下游 SMAD3 信号通路。人气道平滑肌细胞通过 miR-10a 抑制 PI3K-AKT-CDK 信号通路可抑制平滑肌细胞增生，miR-10a 直接作用于编码催化亚单位 PIK3CA 的 mRNA。上述研究进一步证实：microRNA 可以通过抑制目标基因网络调节细胞反应及功能。但是在不同细胞类型和不同环境下，关键目标基因是不同的，识别关键目标基因十分困难。

　　在过敏及哮喘动物模型进行的研究证实：单个microRNA 可对病理性 2 型免疫反应发挥调节作用。miR-155-/- 小鼠的气道高反应性降低而被动皮肤预防反应增强。在哮喘模型，内源性 T 细胞 miR-155 表达增强气道高反应性，其机制是部分通过直接调节目标基因 S1pr1 以及募集效应细胞到肺组织。在变应原激发后，miR-21-/- 小鼠肺中过敏性炎症降低，同时炎症反应转向 Th1 分化并促进树突状细胞 IL-12 及 T 细胞 IFN-γ 分泌。

　　而目前针对 microRNA 的治疗也在细胞及过敏性疾病动物模型上进行了研究。对 microRNA 如 miR-let-7a、miR-106a、miR-126、miR-221 和 miR-145 的抑制研究显示：通过药物对 microRNA 活性进行调节可以改变气道炎症和气道高反应性。另外，病毒感染后，严重哮喘患者的肺泡巨噬细胞保护性干扰素表达下降是由 miR-150、miR-152 和 miR-375 介导的 TLR7 表达缺陷引发的。敲除这 3 种 microRNA 可恢复 TLR7 表达并增强病毒诱发的干扰素产生。再有，在多种细胞株及小鼠哮喘模型，miR-3162-3p 水平上调被证实与 beta-catenin mRNA 和蛋白表达下降相关。在小鼠哮喘模型，拮抗 miR-3162-3p 后内源性 beta-catenin 表达恢复，而这可以减轻气道高反应性和气道炎症。但有研究也显示对单个 microRNA 的抑制可能是不足够的，有时需要对多个 microRNA 的联合抑制。相比于健康对照组，哮喘患者支气管上皮细胞 microRNAs-18a、microRNAs-27a、microRNAs-128、microRNAs -155 表达下调而这些 microRNA 主要作用于 $TGF-\beta$、$IL-6$、$IL-8$ 和干扰素通路。抑制单个 microRNA 对上述通路无影响。但联合抑制 microRNAs-18a、microRNAs-27a、microRNAs -128、microRNAs-155 可明显增加 $IL-6$ 和 $IL-8$ 表达，而对 $TGF-\beta$ 和干扰素通路无影响。针对 microRNA 的治疗可以为某些疾病亚型提供特异性治疗。在激素抵抗气道高反应性模型，miR-9 拮抗剂可恢复地塞米松敏感性。

虽然目前 microRNA 的研究集中于其细胞内作用，但 microRNA 也广泛存在于细胞外体液如血浆、血清、支气管肺泡灌洗液、唾液、腹水、胸腔积液、脑脊液和尿液。实际上初步研究已显示细胞外 microRNA 可能作为过敏性疾病的标志物。研究已证实哮喘患者和健康对照组支气管肺泡灌洗液中 microRNA 表达存在明显差异，而且 microRNA 表达水平与肺功能和过敏体质相关。再有，儿童哮喘患者血浆中 miR-Let-7C、miR-486、miR-1260a 明显高于健康对照组。miR-1260a 同患者的治疗相关，进行长期治疗患者的 miR-1260a 水平高于短期治疗患者。

miR-3162-3p 可以用于区分哮喘患者和健康对照组，可能具有诊断价值。在呼出气冷凝物中可检测到数以百计的 microRNA，而这些 microRNA 可能用于肺部过敏性疾病的诊断。

参考文献

1. Martinez FD, Vercelli D.Asthma.Lancet, 2013, 382（9901）：1360-1372.

2. Riiser A.The human microbiome, asthma, and allergy.Allergy Asthma Clin Immunol, 2015, 11:35.

3. Polderman TJ, Benyamin B, de Leeuw CA, et al.Meta-analysis of the heritability of human traits based on fifty years of twin studies.Nat Genet, 2015, 47（7）：702-709.

4. Thomsen SF, Duffy DL, Kyvik KO, et al.Genetic influence on the age at onset of asthma: a twin study.J Allergy Clin Immunol, 2010, 126（3）：626-630.

5. Thomsen SF, van der Sluis S, Kyvik KO, et al.Increase in the heritability of asthma from 1994 to 2003 among adolescent twins.Respir Med, 2011, 105（8）：1147-1152.

6. Moffatt MF, Gut IG, Demenais F, et al.A large-scale, consortium-based genomewide association study of asthma.N Engl J Med, 2010, 363（13）：1211-1221.

7. Bønnelykke K, Ober C.Leveraging gene-environment interactions

and endotypes for asthma gene discovery.J Allergy Clin Immunol, 2016, 137 (3): 667-679.

8. Yang IV, Pedersen BS, Liu A, et al.DNA methylation and childhood asthma in the inner city.J Allergy Clin Immunol, 2015, 136 (1): 69-80.

9. Yang IV, Pedersen BS, Liu AH, et al.DNA Methylation Changes in Nasal Epithelia Are Associated with Allergic Asthma in the Inner City.Ann Am Thorac Soc, 2016, 13 Suppl 1:S99-S100.

10. Liang L, Willis-Owen SA, Laprise C, et al.An epigenome-wide association study of total serum immunoglobulin E concentration.Nature, 2015, 520 (7549): 670-674.

11. Avery D, Wlasiuk G, Susan J, et al.Neonatal Epigenetic Predictors of Childhood Asthma Map to Immunoregulatory and Pro-Inflammatory Pathways.ATS Journals, 2015.

12. Gunawardhana LP, Gibson PG, Simpson JL, et al.Characteristic DNA methylation profiles in peripheral blood monocytes are associated with inflammatory phenotypes of asthma.Epigenetics, 2014, 9 (9): 1302-1316.

13. Gunawardhana LP, Baines KJ, Mattes J, et al.Differential DNA methylation profiles of infants exposed to maternal asthma during pregnancy. Pediatr Pulmonol, 2014, 49 (9): 852-862.

14. Wang Y, Yang L, Li P, et al.Circulating microRNA Signatures Associated with Childhood Asthma.Clin Lab, 2015, 61 (5-6): 467-474.

15. Sofer T, Baccarelli A, Cantone L, et al.Exposure to airborne particulate matter is associated with methylation pattern in the asthma pathway.Epigenomics, 2013, 5 (2): 147-154.

16. Somineni HK, Zhang X, Biagini Myers JM, et al.Ten-eleven translocation 1 (TET1) methylation is associated with childhood asthma and traffic-related air pollution.J Allergy Clin Immunol, 2016, 137 (3): 797-805.

17. Rastogi D, Suzuki M, Greally JM.Differential epigenome-wide DNA methylation patterns in childhood obesity-associated asthma.Sci Rep, 2013, 3:2164.

18. Naumova AK, Al Tuwaijri A, Morin A, et al.Sex- and age-dependent DNA methylation at the 17q12-q21 locus associated with childhood asthma.Hum Genet, 2013, 132 (7): 811-822.

19. Zhang H, Tong X, Holloway JW, et al.The interplay of DNA methylation over time with Th2 pathway genetic variants on asthma risk and temporal asthma transition.Clin Epigenetics, 2014, 6 (1): 8.

20. Nicodemus-Johnson J, Naughton KA, Sudi J, et al.Genome-Wide Methylation Study Identifies an IL-13-induced Epigenetic Signature in Asthmatic Airways.Am J Respir Crit Care Med, 2016, 193 (4): 376-385.

21. Gagné-Ouellet V, Guay SP, Boucher-Lafleur AM, et al.DNA methylation signature of interleukin 1 receptor type II in asthma.Clin Epigenetics, 2015, 7:80.

22. Gaffin JM, Phipatanakul W.Beta-2-Adrenergic Receptor Methylation Influences Asthma Phenotype in The School Inner City Asthma Study.Receptors Clin Investig, 2014, 1 (1): e15.

23. Reinius LE, Gref A, Sääf A, et al.DNA methylation in the Neuropeptide S Receptor 1 (NPSR1) promoter in relation to asthma and environmental factors.PLoS One, 2013, 8 (1): e53877.

24. Soto-Ramírez N, Arshad SH, Holloway JW, et al.The interaction of genetic variants and DNA methylation of the interleukin-4 receptor gene increase the risk of asthma at age 18 years.Clin Epigenetics, 2013, 5 (1):1.

25. Acevedo N, Reinius LE, Greco D, et al.Risk of childhood asthma is associated with CpG-site polymorphisms, regional DNA methylation and mRNA levels at the GSDMB/ORMDL3 locus.Hum Mol Genet,2015,24(3): 875-890.

26. Martino D, Dang T, Sexton-Oates A, et al.Blood DNA methylation biomarkers predict clinical reactivity in food-sensitized infants.J Allergy Clin Immunol, 2015, 135 (5): 1319-1328.

27. Martino D, Joo JE, Sexton-Oates A, et al.Epigenome-wide association study reveals longitudinally stable DNA methylation differences in CD4+ T cells from children with IgE-mediated food allergy.Epigenetics, 2014, 9 (7): 998-1006.

28. Xiao C, Biagini Myers JM, Ji H, et al.Vanin-1 expression and methylation discriminate pediatric asthma corticosteroid treatment response.J Allergy Clin Immunol, 2015, 136 (4): 923-31.e3.

29. Herbst T, Sichelstiel A, Schär C, et al.Dysregulation of allergic airway inflammation in the absence of microbial colonization.Am J Respir Crit Care Med, 2011, 184 (2): 198-205.

30. Elazab N, Mendy A, Gasana J, et al.Probiotic administration in early life, atopy, and asthma: a meta-analysis of clinical trials.Pediatrics, 2013, 132 (3): e666-676.

31. Marri PR, Stern DA, Wright AL, et al.Asthma-associated differences in microbial composition of induced sputum.J Allergy Clin

Immunol, 2013, 131 (2): 346-352.e1-3.

32. Hilty M, Burke C, Pedro H, et al.Disordered microbial communities in asthmatic airways.PLoS One, 2010, 5 (1): e8578.

33. van Woerden HC, Gregory C, Brown R, et al.Differences in fungi present in induced sputum samples from asthma patients and non-atopic controls: a community based case control study.BMC Infect Dis, 2013, 13:69.

34. Gollwitzer ES, Saglani S, Trompette A, et al.Lung microbiota promotes tolerance to allergens in neonates via PD-L1.Nat Med,2014,20(6): 642-647.

35. Slater M, Rivett DW, Williams L, et al.The impact of azithromycin therapy on the airway microbiota in asthma.Thorax, 2014, 69 (7): 673-674.

36. Huang YJ, Nelson CE, Brodie EL, et al.Airway microbiota and bronchial hyperresponsiveness in patients with suboptimally controlled asthma.J Allergy Clin Immunol, 2011, 127 (2): 372-381.e1-3.

37. B Bisgaard H, Hermansen MN, Buchvald F, et al.Childhood asthma after bacterial colonization of the airway in neonates.N Engl J Med, 2007, 357 (15): 1487-1495.

38. Teo SM, Mok D, Pham K, et al.The infant nasopharyngeal microbiome impacts severity of lower respiratory infection and risk of asthma development.Cell Host Microbe, 2015, 17 (5): 704-715.

39. Kraft M, Cassell GH, Pak J, et al.Mycoplasma pneumoniae and Chlamydia pneumoniae in asthma: effect of clarithromycin.Chest, 2002, 121 (6): 1782-1788.

40. Sutherland ER, King TS, Icitovic N, et al.A trial of clarithromycin for the treatment of suboptimally controlled asthma.J Allergy Clin Immunol, 2010, 126 (4): 747-753.

41. Arnold IC, Dehzad N, Reuter S, et al.Helicobacter pylori infection prevents allergic asthma in mouse models through the induction of regulatory T cells.J Clin Invest, 2011, 121 (8): 3088-3093.

42. Huang YJ, Nariya S, Harris JM, et al.The airway microbiome in patients with severe asthma: Associations with disease features and severity.J Allergy Clin Immunol, 2015, 136 (4): 874-884.

43. Green BJ, Wiriyachaiporn S, Grainge C, et al.Potentially pathogenic airway bacteria and neutrophilic inflammation in treatment resistant severe asthma.PLoS One, 2014, 9 (6): e100645.

44. Hartmann C, Behrendt AK, Henken S, et al.Pneumococcal pneumonia suppresses allergy development but preserves respiratory tolerance in mice.Immunol Lett, 2015, 164 (1): 44-52.

45. Goleva E, Jackson LP, Harris JK, et al.The effects of airway microbiome on corticosteroid responsiveness in asthma.Am J Respir Crit Care Med, 2013, 188 (10): 1193-1201.

46. Suojalehto H, Toskala E, Kilpeläinen M, et al.MicroRNA profiles in nasal mucosa of patients with allergic and nonallergic rhinitis and asthma. Int Forum Allergy Rhinol, 2013, 3 (8): 612-620.

47. Suojalehto H, Lindström I, Majuri ML, et al.Altered microRNA expression of nasal mucosa in long-term asthma and allergic rhinitis.Int Arch Allergy Immunol, 2014, 163 (3): 168-178.

48. Midyat L, Gulen F, Karaca E, et al.MicroRNA expression

profiling in children with different asthma phenotypes.Pediatr Pulmonol, 2016, 51（6）: 582-587.

49. Kärner J, Wawrzyniak M, Tankov S, et al.Increased microRNA-323-3p in IL-22/IL-17-producing T cells and asthma: a role in the regulation of the TGF-β pathway and IL-22 production.Allergy, 2017, 72（1）: 55-65.

50. Ho CY, Lu CC, Weng CJ, et al.Protective Effects of Diallyl Sulfide on Ovalbumin-Induced Pulmonary Inflammation of Allergic Asthma Mice by MicroRNA-144, -34a, and -34b/c-Modulated Nrf2 Activation.J Agric Food Chem, 2016, 64（1）: 151-160.

51. Yang M, Eyers F, Xiang Y, et al.Expression profiling of differentiating eosinophils in bone marrow cultures predicts functional links between microRNAs and their target mRNAs.PLoS One, 2014, 9（5）: e97537.

52. Xiang Y, Eyers F, Young IG, et al.Identification of microRNAs regulating the developmental pathways of bone marrow derived mast cells. PLoS One, 2014, 9（5）: e98139.

53. Lu TX, Lim EJ, Itskovich S, et al.Targeted ablation of miR-21 decreases murine eosinophil progenitor cell growth.PLoS One, 2013, 8（3）: e59397.

54. Lu TX, Lim EJ, Besse JA, et al.MiR-223 deficiency increases eosinophil progenitor proliferation.J Immunol, 2013, 190（4）: 1576-1582.

55. Sonkoly E, Janson P, Majuri ML, et al.MiR-155 is overexpressed in patients with atopic dermatitis and modulates T-cell proliferative responses by targeting cytotoxic T lymphocyte-associated antigen 4.J Allergy Clin Immunol, 2010, 126（3）: 581-589.e1-20.

56. Pua HH, Ansel KM.MicroRNA regulation of allergic inflammation and asthma.Curr Opin Immunol, 2015, 36:101-108.

57. Simpson LJ, Patel S, Bhakta NR, et al.A microRNA upregulated in asthma airway T cells promotes TH2 cytokine production.Nat Immunol, 2014, 15 (12): 1162-1170.

58. Rebane A, Runnel T, Aab A, et al.MicroRNA-146a alleviates chronic skin inflammation in atopic dermatitis through suppression of innate immune responses in keratinocytes.J Allergy Clin Immunol, 2014, 134 (4): 836-847.e11.

59. Biethahn K, Orinska Z, Vigorito E, et al.miRNA-155 controls mast cell activation by regulating the PI3K γ pathway and anaphylaxis in a mouse model.Allergy, 2014, 69 (6): 752-762.

60. Wang Q, Zhao DY, Xu H, et al.Down-regulation of microRNA-223 promotes degranulation via the PI3K/Akt pathway by targeting IGF-1R in mast cells.PLoS One, 2015, 10 (4): e0123575.

61. Mayoral RJ, Deho L, Rusca N, et al.MiR-221 influences effector functions and actin cytoskeleton in mast cells.PLoS One, 2011, 6 (10): e26133.

62. Kuo YC, Li YS, Zhou J, et al.Human mesenchymal stem cells suppress the stretch-induced inflammatory miR-155 and cytokines in bronchial epithelial cells.PLoS One, 2013, 8 (8): e71342.

63. Perry MM, Baker JE, Gibeon DS, et al.Airway smooth muscle hyperproliferation is regulated by microRNA-221 in severe asthma.Am J Respir Cell Mol Biol, 2014, 50 (1): 7-17.

64. Haj-Salem I, Fakhfakh R, Bérubé JC, et al.MicroRNA-19a

enhances proliferation of bronchial epithelial cells by targeting TGFβR2 gene in severe asthma.Allergy, 2015, 70 (2): 212-219.

65. Malmhäll C, Alawieh S, Lu Y, et al.MicroRNA-155 is essential for T (H) 2-mediated allergen-induced eosinophilic inflammation in the lung.J Allergy Clin Immunol, 2014, 133 (5): 1429-1438, 1438.e1-7.

66. Lu TX, Hartner J, Lim EJ, et al.MicroRNA-21 limits in vivo immune response-mediated activation of the IL-12/IFN-gamma pathway, Th1 polarization, and the severity of delayed-type hypersensitivity.J Immunol, 2011, 187 (6): 3362-3373.

67. Polikepahad S, Knight JM, Naghavi AO, et al.Proinflammatory role for let-7 microRNAS in experimental asthma.J Biol Chem, 2010, 285 (39): 30139-30149.

68. Kumar M, Ahmad T, Sharma A, et al.Let-7 microRNA-mediated regulation of IL-13 and allergic airway inflammation.J Allergy Clin Immunol, 2011, 128 (5): 1077-1085.e1-10.

69. Collison A, Mattes J, Plank M, et al.Inhibition of house dust mite-induced allergic airways disease by antagonism of microRNA-145 is comparable to glucocorticoid treatment.J Allergy Clin Immunol, 2011, 128 (1): 160-167.e4.

70. Rupani H, Martinez-Nunez RT, Dennison P, et al.Toll-like Receptor 7 Is Reduced in Severe Asthma and Linked to an Altered MicroRNA Profile.Am J Respir Crit Care Med, 2016, 194 (1): 26-37.

71. Fang C, Lu W, Li C, et al.MiR-3162-3p Is a Novel MicroRNA That Exacerbates Asthma by Regulating β-Catenin.PLoS One,2016,11 (3): e0149257.

72. Martinez-Nunez RT, Bondanese VP, Louafi F, et al.A microRNA network dysregulated in asthma controls IL-6 production in bronchial epithelial cells.PLoS One, 2014, 9 (10): e111659.

73. Li JJ, Tay HL, Maltby S, et al.MicroRNA-9 regulates steroid-resistant airway hyperresponsiveness by reducing protein phosphatase 2A activity.J Allergy Clin Immunol, 2015, 136 (2): 462-473.

74. Levänen B, Bhakta NR, Torregrosa Paredes P, et al.Altered microRNA profiles in bronchoalveolar lavage fluid exosomes in asthmatic patients.J Allergy Clin Immunol, 2013, 131 (3): 894-903.

75. Sinha A, Yadav AK, Chakraborty S, et al.Exosome-enclosed microRNAs in exhaled breath hold potential for biomarker discovery in patients with pulmonary diseases.J Allergy Clin Immunol, 2013, 132 (1): 219-222.

76. Pinkerton M, Chinchilli V, Banta E, et al.Differential expression of microRNAs in exhaled breath condensates of patients with asthma, patients with chronic obstructive pulmonary disease, and healthy adults.J Allergy Clin Immunol, 2013, 132 (1): 217-219.

扑朔迷离——嗜酸性粒细胞在支气管哮喘中的作用

　　哮喘是一种以嗜酸性粒细胞、肥大细胞和 T 淋巴细胞浸润为主的气道慢性炎症性疾病，表现为气道高反应性和可逆性气流受限。哮喘者肺泡灌洗液中可见大量炎症细胞，包括巨噬细胞、淋巴细胞、嗜酸性粒细胞、中性粒细胞等。嗜酸性粒细胞在哮喘的病理形成过程中发挥重要作用，是哮喘的特异性炎症效应细胞。我们团队在国际上首先提供了嗜酸性粒细胞与哮喘发病之间存在直接因果关系的实验证据，这是自 1879 年发现哮喘患者存在嗜酸性粒细胞增高现象以来，第一次有关嗜酸性粒细胞可以直接引起哮喘发病、两者存在直接因果关系的研究报道。

嗜酸性粒细胞是外周血的成熟白细胞的一种，最早在1879 年由 Paul Ehrlich 发现，因细胞内布满了排列密集的嗜酸性颗粒而被命名。正常情况下嗜酸性粒细胞在血液中维持低水平，占外周血白细胞总数的 0.5%～5.0%，在过敏性疾病或者寄生虫感染的情况下，嗜酸性粒细胞可以大量分化并发育成熟，经过外周血循环迁移至炎症部位发挥效应。

在哮喘发病过程中，嗜酸性粒细胞被募集到炎症部位，并且通过脱颗粒的方式释放一系列炎症因子，发挥炎性效应，在哮喘的气道炎症反应中发挥关键作用。哮喘中嗜酸性粒细胞释放的炎症因子可以维持并促进 Th2 细胞型的炎症反应。嗜酸性粒细胞释放的炎症因子主要包括 MBP、Eotaxin-1、IL-5、IL-13。气道炎症局部聚集的活化嗜酸性粒细胞可以分泌 MBP 蛋白至胞外，损伤气道上皮细胞以及基底膜下坏死区域，在哮喘患者的痰液内和炎症坏死区域可以检测到高水平胞外 MBP 的存在。MBP 是嗜酸性粒细胞特有的蛋白质，但偶尔可在肺泡巨噬细胞的细胞质内被检测到存在，一般认为是由巨噬细胞吞噬以及清除嗜酸性粒细胞导致；Eotaxin-1 是嗜酸性粒细胞最强的趋化因子。Eotaxin-1 在静息状态下主要表达于气道上皮细胞，在变应原诱发的哮喘状态下，趋化至炎症局部的嗜酸性粒细胞和肺泡局部的巨噬细胞则称为高水平 Eotaixin-1 的来源。即嗜酸性粒细胞通过自分泌和旁分泌的形式参与与 Eotaxin-1 之间的调控机制，并最终产生哮喘的特征性病理现象。此外，Eotaxin-1 和 *IL-5* 协同参与骨髓中嗜酸性粒细胞到炎症局部的迁移。在嗜酸性粒细胞的分化过程中，*IL-5* 的作用尤其重要，*IL-5* 决定性地调控嗜酸性粒细胞的分化，在哮喘气道炎症部位，Th2 细胞被激活，释放 *IL-5*，促进骨髓中嗜酸性粒细胞的分化和迁移，促进嗜酸性粒细胞活化并延长其存活率。*IL-5* 的缺失对哮喘病理的影响巨大，其特征性的气道高反应性、气道嗜酸性粒细胞聚集等征象都几乎消失。*IL-13* 参与调控哮喘气道高反应性、杯状细胞增生和黏液高分泌等病理过程。在哮喘中，除嗜酸性粒细胞是特征性的炎症效应细胞外，Th2 细胞在哮喘的病理过程中也有重要的作用，二者之间存在相互的调控。

除了分泌炎症因子、引起炎症反应外，嗜酸性粒细胞参与哮喘发病的免疫调节过程。嗜酸性粒细胞对免疫系统的调节主要包含两个方面：①参与抗原提呈作用并促进 T 细胞增殖和极化；②激活肥大细胞，使其释放组胺、前列腺素等参与免疫反应。活化的嗜酸性粒细胞可以促进免疫反应中 T 细胞的增殖，并通过提呈可溶性抗原给 CD4$^+$ T

细胞来调节 Th1/Th2 细胞的极化。一般来讲，嗜酸性粒细胞只可以促进效应性 T 细胞的功能，并不能调控 naive T 细胞。嗜酸性粒细胞在很早就被发现参与肥大细胞的活化，人嗜酸性粒细胞过氧化物酶（EPX）和血清中嗜酸粒细胞阳离子蛋白（ECP）体外干预大鼠的腹腔肥大细胞，能促使其活化并分泌组胺，后来人脐带血来源的肥大细胞在 MBP 干预的体外培养中可以充分活化，并分泌组胺、前列腺素、GM-CSF、TNF-α 和 IL-8 等。

此外，嗜酸性粒细胞参与调控哮喘气道组织损伤和修复。嗜酸性粒细胞在炎症过程中对周围组织的损伤和破坏主要是通过其特异性的 EDGPs 来介导的，其中最重要的因子为 MBP-1，可表现为对局部组织和细胞成分的直接破坏。在哮喘中，MBP-1 主要损伤气道上皮细胞。转化生长因子（TGF）在组织损伤后的修复过程中起到重要的作用，主要为 TGF-β，通过促进上皮细胞和纤维细胞的增殖、活化和分化，介导组织的修复，嗜酸性粒细胞分泌的 TGF-β 是组织修复的机制之一。另外，嗜酸性粒细胞与 Th2 淋巴细胞还可以通过协同作用促进 TGF-β 介导的组织修复和纤维化过程；嗜酸性粒细胞与 *IL-13* 的协同作用在哮喘病理中也很经典，*IL-13* 可以趋化募集嗜酸性粒细胞到炎症局部，嗜酸性粒细胞也促进 *IL-13* 介导的组织修复过程，包括上皮下细胞的纤维化、杯状细胞增生、平滑肌肥大和增生反应。

综上所述，嗜酸性粒细胞在外周血以及组织局部维持低水平，当机体受到变应原刺激时，嗜酸性粒细胞可以大量分化，产生并发挥病理学效应，并导致哮喘相关的症状如咳嗽、喘息等，炎症反应过后恢复到稳态情况下，嗜酸性粒细胞又重新恢复到低水平。嗜酸性粒细胞在哮喘的发病过程中作用重大，不容忽视。

近年来，随着难治性哮喘成为临床医生面临的一大难题，越来越多的医生和学者开始关注以中性粒细胞气道浸润为主要特点的哮喘类型。中性粒细胞气道炎症临床上有鲜明的特点：①难治性哮喘以中性粒细胞气道炎症为主。②很多死于哮喘急性加重的患者体内发现大量中性粒细胞。③诱导痰中有中性粒细胞的患者，其中性粒细胞与气道阻塞程度明显相关。

因此，关于中性粒细胞与哮喘之间相互关系的研究日益增多。中性粒细胞与嗜酸性粒细胞同样为哮喘的效应细胞，通过分泌炎症因子，参与免疫调节、损伤和修复气道组织等影响哮喘的发病。但其募集机制有很大的不同。提到募集机制，就不得不提到嗜酸性粒细胞和中性粒细胞所代表的免疫反应的倾向性，并且需要重视 T 细胞在哮喘疾病中的主导作用。Th1 和 Th2 细胞已经成为国际上公认的免疫反应相关的范式模型。简单来讲，Th1 和 Th2 细胞呈现此消彼长的关系。当机体倾向于 Th1 免疫反应时，Th2 免疫反应弱化，炎症细胞以嗜酸性粒细胞为主。当机体倾向于 Th2 免疫反应时，Th1 反应弱化，炎症细胞以中性粒细胞为主。传统的嗜酸性粒细胞为主的哮喘主要是 Th2 型免疫反应，慢性阻塞性肺病患者主要是 Th1 型免疫反应。近年来很多研究发现发现哮喘患者体内 IL-17A 水平升高。IL-17A 是一种促炎因子，可以调节中性粒细胞反应。临床研究发现，IL-17A 的表达水平与哮喘患者的病情严重程度呈正相关。重度哮喘患者血清中 IL-17A 的水平较轻、中度患者明显增高。激素抵抗的重症哮喘患者 IL-17A 的水平与气道中性粒细胞数量呈正相关。T 细胞在哮喘的发生和发展过程中发挥了重要的作用。T 细胞可以通过产生细胞因子介导炎症细胞聚集和气道高反应性的发生。

　　Th17 细胞是近年来发现的不同于 Th1 和 Th2 细胞的、分泌 IL-17A 的 T 细胞亚型，已经有大量研究证实了 Th17 细胞与气道中性粒细胞炎症之间的重要联系。在针对 IL-17A 的研究中，多数学者把研究重点集中在了 Th17 细胞上。作为一种获得性免疫淋巴细胞，Th17 细胞的分化和成熟在哮喘发病中扮演了非常重要的作用。

　　然而，其他亚型淋巴细胞在分泌 IL-17A 方面的作用越来越受到重视。而这群细胞同样对气道炎症的发病起到了重要的作用：γδT 细胞是区别于与 Th 细胞的另一种 T 细胞亚型，其表面表达 TCRγδ。γδT 细胞属于非 MHC 限制性免疫细胞，可不通过抗原识别过程直接识别抗原。在 COPD 患者体内，γδT 细胞比例增高。我的团队研究结果发现在哮喘动物模型中，γδT 细胞是分泌 IL-17A 的主要细胞；NKT 细胞兼有 NK 细胞和 T 细胞的双重特点，是另一亚型的淋巴细胞，国际上有学者认为 NKT 细胞也是分泌 IL-17A 的主要细胞。这些研究结果进一步证明了哮喘的发病机制复杂，是多重炎症细胞、炎症因子共同参与的过程。

　　因此，哮喘是由多种炎症细胞、炎症因子共同参与的复杂的免疫反应过程，嗜酸性粒细胞在典型哮喘中起到决定性的作用，与其相关的是 Th2 型淋巴细胞，还有大量炎症因子如 MBP、Eotaxin-1、IL-5、IL-13 等的参与。而对于激素抵抗型哮喘或难治性哮喘来讲，中性粒细胞则起决定性作用，与之相一致的淋巴细胞是 Th17 型淋巴细胞、分泌 IL-17A 的 γδT 细胞和 NKT 细胞等。IL-17A 是中性粒细胞气道炎症和中性粒细胞之间的关键枢纽。随着嗜酸性粒细胞、中性粒细胞在哮喘中的作用，以及 Th1、Th2、Th17 等不同淋巴细胞亚型之间的研究逐渐深入，我们对哮喘发病机制的了解日益加深。但是机体是一个复杂的有机存在,大自然总是充满神秘,让哮喘的发病机制依然扑朔迷离。因此,还需要更多的相关研究投入进来,进一步尝试阐明哮喘的发病机制,为更多的哮喘患者解决痛苦。

参考文献

1. Kay AB.The early history of the eosinophil.Clin Exp Allergy,2015,45(3):575-582.

2. Wenzel SE.Asthma phenotypes: the evolution from clinical to molecular approaches.Nat Med,2012,18(5):716-725.

3. Filley WV,Holley KE,Kephart GM,et al.Identification by immunofluorescence of eosinophil granule major basic protein in lung tissues of patients with bronchial asthma.Lancet,1982,2(8288):11-16.

4. Collins PD,Marleau S,Griffiths-Johnson DA,et al.Cooperation between interleukin-5 and the chemokine eotaxin to induce eosinophil accumulation in vivo.J Exp Med,1995,182(4):1169-1174.

5. Mould AW,Matthaei KI,Young IG,et al.Relationship between interleukin-5 and eotaxin in regulating blood and tissue eosinophilia in mice.J Clin Invest,1997,99(5):1064-1071.

6. Sanderson CJ.Interleukin-5,eosinophils,and disease.Blood,1992,79(12):3101-3109.

7. Rothenberg ME,Hogan SP.The eosinophil.Annu Rev Immunol,2006,24:147-174.

8. Foster PS, Hogan SP, Ramsay AJ, et al.Interleukin 5 deficiency abolishes eosinophilia, airways hyperreactivity, and lung damage in a mouse asthma model.J Exp Med, 1996, 183 (1): 195-201.

9. Wills-Karp M, Luyimbazi J, Xu X, et al.Interleukin-13: central mediator of allergic asthma.Science, 1998, 282 (5397): 2258-2261.

10. MacKenzie JR, Mattes J, Dent LA, et al.Eosinophils promote allergic disease of the lung by regulating CD4 (+) Th2 lymphocyte function.J Immunol, 2001, 167 (6): 3146-3155.

11. van Rijt LS, Vos N, Hijdra D, et al.Airway eosinophils accumulate in the mediastinal lymph nodes but lack antigen-presenting potential for naive T cells.J Immunol, 2003, 171 (7): 3372-3378.

12. Zheutlin LM, Ackerman SJ, Gleich GJ, et al.Stimulation of basophil and rat mast cell histamine release by eosinophil granule-derived cationic proteins.J Immunol, 1984, 133 (4): 2180-2185.

13. Piliponsky AM, Gleich GJ, Bar I, et al.Effects of eosinophils on mast cells: a new pathway for the perpetuation of allergic inflammation.Mol Immunol, 2002, 38 (16-18): 1369.

14. Makinde T, Murphy RF, Agrawal DK.The regulatory role of TGF-beta in airway remodeling in asthma.Immunol Cell Biol, 2007, 85 (5): 348-356.

15. Huaux F, Liu T, McGarry B, et al.Eosinophils and T lymphocytes possess distinct roles in bleomycin-induced lung injury and fibrosis.J Immunol, 2003, 171 (10): 5470-5481.

16. Fulkerson PC, Fischetti CA, Rothenberg ME.Eosinophils and CCR3 regulate interleukin-13 transgene-induced pulmonary remodeling.Am

J Pathol, 2006, 169 (6): 2117-2126.

17. Jatakanon A, Uasuf C, Maziak W, et al.Neutrophilic inflammation in severe persistent asthma.Am J Respir Crit Care Med, 1999, 160 (5 Pt 1): 1532-1539.

18. Sur S, Crotty TB, Kephart GM, et al.Sudden-onset fatal asthma. A distinct entity with few eosinophils and relatively more neutrophils in the airway submucosa？ Am Rev Respir Dis, 1993, 148 (3): 713-719.

19. Shaw DE, Berry MA, Hargadon B, et al.Association between neutrophilic airway inflammation and airflow limitation in adults with asthma.Chest, 2007, 132 (6): 1871-1875.

20. Al-Ramli W, Préfontaine D, Chouiali F, et al.T (H) 17-associated cytokines (IL-17A and IL-17F) in severe asthma.J Allergy Clin Immunol, 2009, 123 (5): 1185-1187.

21. Ferreira LM.Gammadelta T cells: innately adaptive immune cells？ Int Rev Immunol, 2013, 32 (3): 223-248.

22. Vantourout P, Hayday A.Six-of-the-best: unique contributions of γδ T cells to immunology.Nat Rev Immunol, 2013, 13 (2): 88-100.

23. Pons J, Sauleda J, Ferrer JM, et al.Blunted gamma delta T-lymphocyte response in chronic obstructive pulmonary disease.Eur Respir J, 2005, 25 (3): 441-446.

24. Pichavant M, Goya S, Meyer EH, et al.Ozone exposure in a mouse model induces airway hyperreactivity that requires the presence of natural killer T cells and IL-17.J Exp Med, 2008, 205 (2): 385-393.

气道高反应性与气道重塑
——鸡乎，蛋乎

哮喘是一种气道慢性炎症性疾病，伴有气道高反应性和可变的气流受限，随着病程的延长可导致一系列气道结构的改变，称为气道重塑（airway remodeling）。气道重塑使患者出现不可逆或部分不可逆的气流受限，以及持续存在的气道高反应性。

气道高反应性是指气道对多种刺激因素如变应原、理化因素、运动、药物等呈现高度敏感状态。早在20世纪40年代，Curry就提出了哮喘患者存在气道反应性增高。但由于受到气道反应性测定技术的限制，这一论点一直被人们所忽视。直到 1975 年 Chai 介绍标准的气道反应性测定技术至今，越来越多的证据表明气道高反应性是哮喘的基本病理生理特征，有症状的哮喘患者几乎都存在气道高反应性，然而出现气道高反应性者并非都是哮喘，如长期吸烟、接触臭氧、上呼吸道病毒感染、慢性阻塞性肺疾病等也可出现气道高反应性。

气道重塑可见于多种肺部疾病，如哮喘、慢性阻塞性肺疾病、囊性肺纤维化、特发性肺间质纤维化和系统性硬化症等。哮喘气道重塑这个名称，代表哮喘患者气道有不同于正常气道形态的、所有气道组织和结构的改变，是一个集合性术语，它可以出现在哮喘患者的大气道，也可以出现在外周小气道。哮喘气道重塑不仅见于重症哮喘患者，也见于轻症患者。到目前为止，尚难以给哮喘气道重塑下一个确切的定义。Hubert 和 Koessler 于 1922 年首次在致死性哮喘患者的气道标本中描述了哮喘气道重塑的表现，随后许多病理学和形态学的研究进一步验证了哮喘患者存在气道结构的改变，包括上皮损伤、网状基底膜增厚、黏液高分泌、平滑肌增生肥大和新生血管形成等。

（1）上皮损伤：包括上皮脱落、纤毛上皮细胞减少、杯状细胞化生增生、细胞间紧密连接受损等。上皮损伤并非哮喘气道重塑的特征性表现，其他气道疾病引起的气道重塑，如慢性阻塞性肺疾病也可以表现为上皮损伤。

（2）网状基底膜增厚：网状基底膜增厚是哮喘气道重塑的特征性改变。显微镜下增厚的网状基底膜透明、均匀一致，免疫组化结果显示大量细胞外基质蛋白在上皮下沉积，主要是胶原蛋白Ⅰ、胶原蛋白Ⅲ和胶原蛋白Ⅴ以及纤维连接蛋白等，因此又称为"上皮下纤维化"。多种细胞可以分泌细胞外基质蛋白，以聚集在网状基底膜的成纤维细胞和肌成纤维细胞为主。细胞外基质蛋白在基底膜沉积是一个动态的过程，受基质金属蛋白酶和金属蛋白酶组织抑制因子的双重调控。

（3）黏液高分泌：上皮腺体增生和化生，导致黏液分泌过多。增多的黏液不仅具有促进支气管平滑肌收缩的作用，而且增加了气液交界处的表面张力，从而促使支气管狭窄，甚至闭塞。

（4）平滑肌增生肥大：气道平滑肌增生和肥大，平滑肌细胞间基质增多，导致气道狭窄。和正常人相比，致死性哮喘患者气道平滑肌层可增厚50%～230%，非致死性哮喘为25%～150%。可见，平滑肌增生是引起气道阻塞的主要原因。哮喘气道平滑肌还具有向上皮层迁移生长的倾向，可表达多种细胞黏附分子、炎症因子受体、趋化因子和Toll样受体，参与炎症过程。

（5）新生血管形成：越来越多的证据表明，哮喘气道重塑出现了血管增生。增生的血管多见于气道肌层和外周组织。这些增生的血管不仅给气道提供营养，同时也是外周血炎症因子和递质进入肺部的渠道。

人们往往认为经历长期炎症或严重炎症才出现气道重塑，然而有研究认为气道重塑可以在哮喘早期出现，文献报道可见于 2 岁哮喘患儿，在轻症或间歇发作的哮喘儿童也发现了气道重塑现象。另有研究预先留取有慢性气道症状的儿童气道标本，经过 22 ~ 80 个月后，诊断为哮喘的患者的气道标本中发现了气道重塑，而诊断为其他气道疾病的则没有相关表现。这些研究提示在哮喘症状出现之前或诊断之前，气道重塑已经"提前"启动了。到目前为止，气道重塑的开始时间仍具争议。

在哮喘气道慢性炎症形成过程中，各种炎症细胞、炎症递质、细胞因子、神经递质起了非常重要的作用。气道炎症引起气道高反应性和气道重塑的机制主要涉及以下两个方面。

（1）气道上皮损伤：哮喘气道上皮损伤最重要的意义在于它可导致 AHR。上皮损伤造成 AHR 的可能机制有：①气道炎症直接造成气道上皮的损伤、脱落，暴露气道上皮神经末梢而受损，引起胆碱能神经处于超敏感状态，从而诱发 AHR；②气道上皮的损伤使气道黏膜的纤毛清除功能下降或消失，造成吸入的各种刺激物而不能被及时排出并沉积在气道黏膜表面，使气道处于"高敏状态"；③上皮细胞介导释放一氧化氮，大量由诱生型一氧化氮合酶（NOS）催化合成的一氧化氮使气道毛细血管后静脉血浆细胞渗出增多，加重上皮细胞功能变性，甚至导致上皮细胞死亡；④气道上皮损伤异常修复过程中分泌的生长因子如 TGF-β1 等，刺激气道成纤维细胞和平滑肌细胞增殖分化；⑤上皮通透性屏障丧失。长期上皮损伤导致基底膜增厚、纤维或气道平滑肌增生，引起气道重塑。

（2）细胞因子和炎症递质的作用：在气道炎症反应过程中，多种炎症递质和细胞因子的相互作用导致气道反应性增高。肥大细胞释放组胺、前列腺素 D_2（PGD_2）、血栓素 A_2（TXA_2）、白三烯 B_4（LTB_4）、白三烯 C_4（LTC_4）、白三烯 D_4（LTD_4）以及 IL-1、IL-4、TNF-α 等导致支气管痉挛、气道黏膜通透性增加；嗜酸性粒细胞释放阳离子蛋白（ECP）、过氧化物酶（EPD）、MBP 等损伤上皮细胞，同时释放 TNF-α 促进黏附分子表达；激活的淋巴细胞等释放 IL、LT、PG 等细胞因子和递质，导致气道上皮脱落，使变应原与气道感觉神经末梢直接接触，反射性引起支气管痉挛；气道上皮细胞在损伤过程中释放 IL-25、IL-33 和胸腺基质淋巴细胞生成素（TSLP）等因子，其中 IL-25 和 IL-33 进一步促进 Th2 型免疫应答，而 TSLP 则诱导促进树突状细胞的分化成熟。气道基质细胞内皮素的自分泌和旁分泌以及细胞因子特别是 TNF-α 与内皮素的相互作用在 ARH 和气道重塑的形成上起重要作用。

除了气道炎症，气道高反应性的发生还与气道重塑和异常的神经调节相关。气道重塑尤其是气道周围平滑肌层的增厚也在 AHR 中发挥重要作用。气道平滑肌中含有多种收缩功能蛋白，如平滑肌肌动蛋白等，当受到变应原或炎症因子刺激后，气道平滑肌收缩致使气道狭窄，气道反应性增高。采用影像学手段研究发现，气道重塑可使哮喘患者的支气管树收缩出现广泛不一致，这种现象称为气道收缩的异质性，部分区域气道平滑肌严重收缩致气道陷闭。

AHR 的发生不仅是因为气道狭窄，气道收缩异质性和气道陷闭的存在同样起了重要的作用，气道收缩异质性和气道陷闭越明显的哮喘患者 AHR 越高。部分哮喘患者在气道炎症消退后仍存在明显的气道高反应性，即可能与气道重塑的存在相关。但当气道重塑发展到一定程度后，增厚的气道壁变得坚固而影响平滑肌的收缩，反而降低气道反应性。因此，气道重塑对 AHR 的影响可能还与气道重塑的严重程度有关。

　　支气管受复杂的自主神经支配。除胆碱能神经、肾上腺素能神经外，还有非肾上腺素能非胆碱能神经系统。肾上腺素能神经系统包括交感神经、循环儿茶酚胺、α受体和β受体，任何一方面的缺陷或损伤均可导致气道高反应性，并引起哮喘发作。胆碱能神经系统是引起人类支气管痉挛和黏液分泌的主要神经，包括胆碱能神经（迷走神经）、神经递质乙酰胆碱和胆碱受体。当胆碱能神经受刺激其末梢释放乙酰胆碱，后者与M受体结合引起气道痉挛和黏液分泌增加。非肾上腺素能非胆碱能神经系统释放舒张支气管平滑肌的神经递质如血管活性肠肽、一氧化氮及收缩支气管平滑肌的递质（如P物质、神经激肽），两者平衡失调，则可引起支气管平滑肌收缩。

　　从传统意义上讲，哮喘气道重塑是慢性炎症导致的。这一说法曾被广泛接受，但是现在越来越多证据表明，慢性炎症机制并不能完全解释哮喘的气道重塑。近年来，气道结构细胞在哮喘气道重塑启动以及维持的作用开始受到重视。

　　正常情况下，当外源性的变应原、微生物或颗粒进入气道后，可造成气道上皮损伤。但通过上皮细胞募集和分化，上皮下成纤维细胞分泌基质、重塑和降解后，组织结构修复并恢复原样。然而许多证据表明，哮喘气道上皮存在异常损伤修复，例如上皮对损伤的易患性增加、表皮生长因子受体过度表达、细胞外基质（ECM）分泌增加、对机械损伤修复时间延长等。Holgate首先提出了上皮 - 间充质营养单位（epithelial-mesenchymal trophic unit，EMTU）学说。EMTU这个概念来源于胚胎发育时期气管和肺发育的构造单位。在胚胎发育时期，气管上皮细胞和间充质细胞之间形成一个营养单位相互作用，在生长因子和细胞因子的调控下，共同调节气道的生长和分支。EMTU学说认为哮喘气道重塑的发病过程类似于EMTU重新被激活。该学说着重指出哮喘气道结构细胞，如上皮细胞与上皮下细胞，出现结构与功能失常，调控系统紊乱，可分泌多种上皮源性细胞因子、生长因子等前炎症递质，进而激活邻近的成纤维细胞、黏膜下层的平滑肌细胞、黏液腺、气道壁血管上皮细胞等，启动并形成慢性炎症及开始重塑过程。

参与气道重塑的气道结构细胞和炎症递质包括上皮细胞、成纤维细胞、TGF-β、表皮生长因子及表皮生长因子受体等。另外，还有白三烯、内皮素 -1 等炎症递质，基质金属蛋白酶及金属蛋白酶组织抑制剂 -1 等各种参与重塑的酶。其中TGF-β是强有力的致纤维细胞炎症因子，在气道重塑中的作用较受关注。上皮细胞、纤维细胞、嗜酸性粒细胞和气道巨噬细胞被认为是哮喘气道TGF-β的重要来源。

TGF-β 可刺激成纤维细胞合成和分泌细胞外基质蛋白，减少一些降解细胞外基质蛋白的金属蛋白酶生成，增加这些酶的抑制剂的合成，从而导致细胞外基质蛋白生成和降解失衡，细胞外基质蛋白沉积。上述细胞和成分组成复杂的信号网络，参与上皮的损伤、炎症反应、组织修复和重塑等过程。

总之，气道高反应性和气道重塑是哮喘的两个重要特征，气道重塑的发生主要与持续存在的气道炎症和反复的气道上皮损伤 / 修复有关，气道慢性炎症与气道重塑尤其是气道周围平滑肌层的增厚共同导致气道高反应性的发生。然而对于气道炎症、气道高反应性和气道重塑三者在支气管哮喘发生发展过程中，孰因孰果、孰先孰后以及相互关联至今尚未完全明确。

参考文献

1. Elias JA.Airway remodeling in asthma. Unanswered questions.Am J Respir Crit Care Med，2000，161（3 Pt 2）：S168-171.

2. Malmström K，Pelkonen AS，Mäkelä MJ.Remodeling, inflammation and airway responsiveness in early childhood asthma.Curr Opin Allergy Clin Immunol，2013，13（2）：203-210.

3. Fedorov IA，Wilson SJ，Davies DE，et al.Epithelial stress and structural remodelling in childhood asthma.Thorax，2005，60（5）：389-

394.

4. Cokuğraş H, Akçakaya N, Seçkin, et al.Ultrastructural examination of bronchial biopsy specimens from children with moderate asthma.Thorax, 2001, 56（1）:25-29.

5. Manuyakorn W, Howarth PH, Holgate ST.Airway remodelling in asthma and novel therapy.Asian Pac J Allergy Immunol, 2013, 31（1）:3-10.

6. Barbato A, Turato G, Baraldo S, et al.Epithelial damage and angiogenesis in the airways of children with asthma.Am J Respir Crit Care Med, 2006, 174（9）:975-981.

7. Barbato A, Turato G, Baraldo S, et al.Airway inflammation in childhood asthma.Am J Respir Crit Care Med, 2003, 168（7）:798-803.

8. Pohunek P, Warner JO, Turzíková J, et al.Markers of eosinophilic inflammation and tissue re-modelling in children before clinically diagnosed bronchial asthma.Pediatr Allergy Immunol, 2005, 16（1）:43-51.

9. 沈华浩.哮喘手册.2版.北京:人民卫生出版社, 2009:31-32.

10. Tsurikisawa N, Oshikata C, Tsuburai T, et al.Bronchial hyperresponsiveness to histamine correlates with airway remodelling in adults with asthma.Respir Med, 2010, 104（9）:1271-1277.

11. Sferrazza Papa GF, Pellegrino GM, Pellegrino R.Asthma and respiratory physiology: putting lung function into perspective.Respirology, 2014, 19（7）:960-969.

12. Lauzon AM, Martin JG.Airway hyperresponsiveness ; smooth muscle as the principal actor.F1000Res, 2016, 5 : 306.

13. West AR, Syyong HT, Siddiqui S, et al.Airway contractility and remodeling: links to asthma symptoms.Pulm Pharmacol Ther, 2013, 26（1）:

3-12.

14. Gil FR，Lauzon AM.Smooth muscle molecular mechanics in airway hyperresponsiveness and asthma.Can J Physiol Pharmacol，2007，85（1）：133-140.

15. Holgate ST，Davies DE，Lackie PM，et al.Epithelial-mesenchymal interactions in the pathogenesis of asthma.J Allergy Clin Immunol，2000，105（2 Pt 1）：193-204.

16. Prakash YS.Airway smooth muscle in airway reactivity and remodeling: what have we learned？ Am J Physiol Lung Cell Mol Physiol，2013，305（12）：L912-933.

肺功能检查对哮喘诊断和评估的重要性和临床意义

9. 支气管反应性测定是哮喘诊断必不可少的有力武器

哮喘以可变的症状如喘息、气急、胸闷和（或）咳嗽为特征，伴有可逆的气流受限。肺功能检查的临床应用从第一次测量呼出气容积发展至今，现已成为临床上一种诊断及评估监测各种呼吸道疾病不可或缺的检查手段。支气管反应性测定主要包括支气管舒张试验、支气管激发试验和呼气峰流速值变异率。

郑劲平等学者对我国肺功能检查临床应用现状进行了调查，发现我国开展肺功能检查地区间极不平衡，特别在中小型医院如社区卫生服务中心、农村卫生院几乎处于空白状态，即使在部分大型教学医院，其肺功能检查的质量控制水平也亟待提高。由于肺功能检查开展普及率较低，一直以来对于哮喘的诊断误认为并不·定需要肺功能客观检查依据，单凭典型症状、体征即可。加拿大一项研究回顾了1997—2007年新诊断的哮喘患者，其中仅有42.7%接受了肺功能检查。然而，临床实践发现不进行肺功能检查将出现较多的漏诊和误诊，以及随之而来的病死率的增加。

（1）支气管舒张试验

气道高反应性和气道可逆的气流受限是气道功能改变的两个重要病理生理特征。由于直接测量气道管径较为困难，故临床上常用肺功能指标来反映气道功能的改变。支气管舒张试验阳性判断标准：吸入沙丁胺醇200～400μg后10～15分钟FEV_1和（或）用力肺活量（FVC）较用药前增加≥12%，且绝对值增加≥200 ml，则为支气管舒张试验阳性。需要注意的是，对于初次就诊的患者，需要停用影响试验结果的药物及避免相关的影响因素，比如吸入短效β_2受体激动剂需停用8小时、短效胆碱能受体拮抗剂需停用 24 小时；口服短效 β_2 受体激动剂或氨茶碱则需停用 12 小时等。但是，对于已经确诊的哮喘患者，再次复查肺功能时不可突然停用其长期使用的药物，避免加重哮喘急性发作和病情恶化。

支气管舒张试验阳性提示气道阻塞存在可逆性，则支持哮喘诊断的可能性。需要提醒的是，有些医师认为支气管舒张试验阳性即可诊断为哮喘，支气管舒张试验阴性则诊断为慢性阻塞性肺疾病，这种看法并不全面。长期迁延发作的哮喘，由于存在气道黏膜水肿、痰液堵塞等因素，短期的支气管舒张试验可能并无明显改善；而慢性阻塞性肺疾病虽然其阻塞气道的可逆性较少，但并不是完全不可逆。因此，需结合病史综合分析考虑。

（2）支气管激发试验

支气管激发试验是通过化学、物理、生物等人工刺激，诱发气道平滑肌收缩，并借助肺功能指标的改变来判断支气管是否缩窄及其程度的方法，是检测气道高反应性最常用、最准确的临床检查。支气管激发试验按刺激因素的来源可分为化学、物理和生物等激发试验。阳性标准：在标准剂量的乙酰甲胆碱或组胺刺激后，FEV_1 下降 $\geqslant 20\%$，或者在过度通气、高渗盐水和甘露醇使用后 FEV_1

下降≥ 1%；我国一般采用吸入乙酰甲胆碱累积量＜ 12.8
μmol，或组胺累积量＜ 7.8 μmol 作为阳性阈值。国外资料
显示，已开展的大量乙酰甲胆碱支气管激发试验并没有出
现严重不良反应，少数气道高反应患者可能会出现短暂的
症状，包括咳嗽、喘息、轻度气急、胸闷等。尽管支气管
激发试验检查过程中危急重症的发生率很低，但仍应引起
医护人员的重视，进行支气管激发试验时需具有执业医师
资质的医师在场，配备相关的急救药品、复苏抢救设备和
吸氧装置等。做好安全防范措施，包括掌握严格的适应证
和禁忌证，对操作人员进行规范的操作技术培训和执业资
质认定。

（3）呼气峰值流量及其变异率检查

呼气峰值流量（peak expiratory flow，PEF）是指有
力呼气时的最高流量，能较好地反应气道的通畅性。呼
气峰值流量变异率（PEFR）是指一定时间（如 24 小时或
1 ～ 2 周）内 PEF 在各时间点的变异程度，正常人 1 日之
内 PEFR 较小（＜ 12%），而控制不佳的哮喘患者其变异率
增大。2015 年 GINA 指南建议：监测 PEF 每日 2 次，最少
监测 2 周，若成人 PEF 周平均变异率＞ 10%，可作为哮喘的
诊断标准之一，周平均变异率计算方法为将每天 PEFR 相加

除以监测天数；我国制定的标准是日内或昼夜变异率 ≥ 20%。

$$PEF \, 变异率 = \frac{最高\,PEF - 最低\,PEF}{(最高\,PEF + 最低\,PEF)/2} \times 100\%$$

10. 肺功能检查在评估哮喘控制中的作用

（1）呼气峰值流量及其变异率检查

① PEF 可作为哮喘急性发作时病情严重程度分级标准：在使用支气管舒张剂后，若 PEF ≥ 80% 正常预计值或个人最佳值为轻度；PEF ≥ 60% 且 < 80% 正常预计值或个人最佳值为中度；PEF < 60% 正常预计值或个人最佳值为重度。PEFR 可评估哮喘病情，具体如下：间歇状态：PEF 变异率 < 20%，PEF ≥ 80% 个人最佳值。轻度持续：PEF 变异率 20% ～ 30%，PEF ≥ 80% 个人最佳值。中度持续：PEF 变异率 > 30%，PEF ≥ 60% 且 < 80% 个人最佳值。重度持续：PEF 变异率 > 30%，PEF < 60% 个人最佳值。

②哮喘急性发作时病情严重程度分级：

轻度：使用 β_2 激动剂后 PEF ≥ 80% 个人最佳值。

中度：使用 β_2 激动剂后 PEF ≥ 60% 且 < 80% 个人最佳值。

重度：使用 β_2 激动剂后 PEF < 60% 个人最佳值或 < 100L/min。

危重：无法测定 PEF。

（2）气道反应性测定的意义

支气管激发试验用以检查患者的气道高反应性，通常以使 FEV_1 下降 20% 的累积吸入激发剂量（PD_{20}-FEV_1）或浓度（PC_{20}-FEV_1）来对气道高反应性的严重程度进行分级（表 1）。

表 1　气道反应性分级

分级	组胺	乙酰甲胆碱	
	PD_{20}-FEV_1[mg（μmol）]	PD_{20}-FEV_1[mg（μmol）]	PC_{20}-FEV_1（g/L）
重度	< 0.031（0.1）	< 0.035（0.18）	< 1.0
中度	0.031～0.275（0.1～0.8）	0.035～0.293（0.18～1.4）	< 1.0
轻度	0.276～1.012（0.9～3.2）	0.294～1.075（1.5～5.4）	1.0～4.0
可疑或极轻度	1.013～2.400（3.3～7.8）	1.076～2.500（5.5～12.8）	4.0～16
正常	> 2.400（> 7.8）	> 2.500（> 12.8）	> 16

11. 脉冲振荡无需患者配合，可用于哮喘的诊断、评估

脉冲振荡（impulse oscillation system，IOS）是在强迫振荡技术基础上发展起来的测定呼吸阻抗及其组成成分的

新方法，呼吸阻抗是判断气流阻塞的敏感指标。IOS 测定的呼吸阻抗是由整个呼吸系统黏性阻力和电抗两部分组成，其中电抗包括弹性阻力和惯性阻力。IOS 根据振荡波频率大小不同，到达肺的部位也不同，低频率时振荡波可到达全肺各部分，故 R5（5Hz）反映总气道阻力；高频率时振荡波达不到细小支气管，R20（20Hz）反映中心气道阻力，而 R5 与 R20 的差值反映周边气道阻力。

IOS 测试方便，内容丰富，仅需记录患者的几个自主呼吸波，即可快速得到各种呼吸阻力在呼吸系统中的分布特点，有很好的重复性。整个测量过程是完全无创的，适合所有患者。肺通气功能检查、呼吸功能测定（通过人体体积描记仪）和 IOS 测试分别从不同的角度和层面评价肺功能。FEV_1 可以直接评估呼气容量；人体体积描记仪（体描仪）可以通过控制肺容量测定气道阻力（Raw）和气道传导率（Gaw），测量的阻力只包含气道阻力；而 IOS 测定则不控制肺容量改变而测量阻力和肺顺应性，测量的阻力不仅包括气道阻力，还包括胸壁和肺组织的阻力。对哮喘的诊断敏感性研究发现，体描仪技术对轻度哮喘诊断最敏感，各方法对中度哮喘的诊断敏感度相似。比气道传导率对哮喘诊断最敏感，其次是 IOS 参数，传统肺功能测定的敏感性较低。IOS 诊断哮喘的敏感性为 84%，特异性为

73%；FEV_1诊断哮喘的敏感性为69%，特异性为78%。哮喘急性发作时IOS肺功能检查特点为R5明显增高，R20基本正常，R5与R20差值加大，提示周边小呼吸道阻力增高，肺顺应性减低，说明哮喘发作时不仅有呼吸道阻力的增加，而且还影响到肺的弹性阻力。

12. 呼出气一氧化氮可用于评估哮喘炎症状态，指导治疗

内源性一氧化氮（NO）是通过一氧化氮合酶作用于底物L-精氨酸而产生，人体的整个呼吸道都可合成NO，支气管和肺泡产生的NO混合在一起形成了可测定到的呼出气NO浓度。呼出气一氧化氮（FeNO）技术作为无创、简单、可重复的炎症评价指标获得临床认可，其应用日益广泛。

FeNO值与气道炎性细胞的总数呈正相关；哮喘患者FeNO值与诱导痰中的嗜酸性粒细胞具有显著相关性，FeNO值与肺功能及血嗜酸性粒细胞无明显相关性。FeNO正常值的研究众多，目前仍缺乏统一标准。日本学者将FeNO正常值总结为5～25 ppb，现欧美大部分国家以及日本等普遍采用这一范围。美国胸科学会/欧洲呼吸学会（ATS/ERS）共同推出的临床实践指南将FeNO值分

为 3 层：低（儿童 < 20 ppb，成人 < 25 ppb）、中（儿童：
20 ppb ≤ FeNO ≤ 35 ppb，成人：25ppb ≤ FeNO ≤ 50 ppb）、
高（儿童 > 35 ppb，成人 > 50 ppb）。

FeNO 值在指导哮喘治疗、评估激素治疗效果、预测
其急性发作等方面具有重大价值。糖皮质激素治疗可使
哮喘患者气道内嗜酸性粒细胞数目明显减少，FeNO 含量
明显降低。通过测量 FeNO 含量，可以更准确地反映哮喘
患者的气道炎症程度。吸入低剂量激素也能迅速显著抑
制 FeNO 水平，且 FeNO 水平下降早于哮喘症状、气道阻
塞和气道高反应性改善，故检测 FeNO 水平可用于观察哮
喘患者对治疗的反应。当 FeNO 值 > 50 ppb 时，治疗后
FeNO 较基线下降 20% 以上，提示反应良好；当 FeNO 值
> 30 ppb 时，患者对激素升级治疗可能有反应；当 FeNO
值 < 30 ppb 时，患者对激素升级治疗则可能无反应。

如何提高哮喘患者的管理水平和患者的依从性是达到
哮喘控制或部分控制的重要内容。使用 FeNO 来评价，相
比症状评价更具客观性，较肺功能评价反应更敏感和迅速，
较支气管激发试验评价更安全和便捷、迅速，特别是在儿
童、妇女等特殊群体的哮喘管理中更有优势。

综上所述，肺功能检查不但能够明确诊断支气管哮
喘，更能准确地反映出病情的严重程度，为临床分期和治

疗提供重要的临床依据，同时也可以有效地评估疗效。总之，肺功能检查对支气管哮喘疾病的诊断和治疗有重要临床意义。

参考文献

1. 中华医学会呼吸病学分会肺功能专业组. 肺功能检查指南（第一部分）——概述及一般要求. 中华结核和呼吸杂志，2014，37（6）：402-405.

2. 郑劲平. 肺功能测定临床应用. 继续医学教育，2006，20（2）：67-71.

3. Gershon AS，Victor JC，Guan J，et al.Pulmonary function testing in the diagnosis of asthma: a population study.Chest，2012，141（5）：1190-1196.

4. 中华医学会呼吸病学分会肺功能专业组. 肺功能检查指南（第四部分）——支气管舒张试验. 中华结核和呼吸杂志，2014，37（9）：655-658.

5. 中华医学会呼吸病学分会肺功能专业组. 肺功能检查指南（第三部分）——组织胺和乙酰甲胆碱支气管激发试验. 中华结核和呼吸杂志，2014，37（8）：566-571.

6. Crapo RO，Casaburi R，Coates AL，et al.Guidelines for methacholine and exercise challenge testing-1999. This official statement of the American Thoracic Society was adopted by the ATS Board of Directors，July 1999.Am J Respir Crit Care Med，2000，161（1）：309-329.

7. Ari A, Restrepo RD. AARC Clinical Practice Guideline. Respir Care, 2012, 57 (4): 613-626.

8. Horak F, Doberer D, Eber E, et al.Diagnosis and management of asthma - Statement on the 2015 GINA Guidelines.Wien Klin Wochenschr, 2016, 128 (15-16): 541-554.

9. 中华医学会呼吸病学分会哮喘学组. 支气管哮喘防治指南（支气管哮喘的定义、诊断、治疗和管理方案）. 中华结核和呼吸杂志，2008，31 (3): 177-185.

10. 何权瀛，杨瑞红，母双. 我国北方部分省市哮喘患者使用峰流速仪情况调查. 中华结核和呼吸杂志，2003，26 (7): 434-435.

11. 中华医学会呼吸病学分会哮喘学组，中华医学会全科医学分会. 中国支气管哮喘防治指南（基层版）. 中国实用内科杂志，2013，33 (8): 615-622.

12. Hijikata H, Takemura M, Takeda N, et al. Airway hyperresponsiveness (AHR) of small airways assessed by impulse oscillation (IOS) in adult asthma. European Respiratory Journal, 2015, 46 (suppl 59): 905-906, 906-908.

13. Delacourt C, Lorino H, Herve-Guillot M, et al.Use of the forced oscillation technique to assess airway obstruction and reversibility in children. Am J Respir Crit Care Med, 2000, 161 (3 Pt 1): 730-736.

14. Bickel S, Popler J, Lesnick B, et al.Impulse oscillometry: interpretation and practical applications.Chest, 2014, 146 (3): 841-847.

15. Takeda T, Oga T, Niimi A, et al.Relationship between small airway function and health status, dyspnea and disease control in asthma. Respiration, 2010, 80 (2): 120-126.

16. Dweik RA，Boggs PB，Erzurum SC，et al.An official ATS clinical practice guideline: interpretation of exhaled nitric oxide levels（FENO）for clinical applications.Am J Respir Crit Care Med，2011，184（5）：602-615.

17. Smith AD，Cowan JO，Brassett KP，et al.Use of exhaled nitric oxide measurements to guide treatment in chronic asthma.N Engl J Med，2005，352（21）：2163-2173.

18. 广州呼吸疾病研究所，首都医科大学附属北京儿童医院，卫生部中日友好医院，等．中国人呼出气一氧化氮（FeNO）正常值全国多中心研究．中华全科医学，2013，11（3）：341-345.

19. Gemicioglu B，Musellim B，Dogan I，et al.Fractional exhaled nitric oxide（FeNo）in different asthma phenotypes.Allergy Rhinol（Providence），2014，5（3）：157-161.

20. Pérez-de-Llano LA，Carballada F，Castro Añón O，et al.Exhaled nitric oxide predicts control in patients with difficult-to-treat asthma.Eur Respir J，2010，35（6）：1221-1227.

特殊类型哮喘的发现与诊断

从认识支气管哮喘至今已有数百年，其流行病学、诊断、治疗、预后都已有了大量临床研究，哮喘的真面目也大致展现在人们面前，但这指的基本都是典型哮喘。近些年来，呼吸学者们逐渐认识了一些特殊类型的哮喘。

虽然都是"特殊"哮喘，但其特殊性各有不同：阿司匹林哮喘或其他药物诱发的哮喘主要表现在其与特定用药关系密切；围手术期哮喘的特殊点是其在被评估和治疗时需要考虑到手术方面；妊娠期/月经期哮喘也因为其发作时期的特殊性而经常被单独进行研究。相对而言，这些特殊类型哮喘主要为哮喘合并其他疾病，并不容易被误诊或漏诊，只是在治疗时需要从多方面考虑。这里，我们需要提到的是对于首诊医师更加重要的一类哮喘，即临床表现特殊的哮喘。

典型哮喘的表现是反复发作喘息、气促，部分患者在出现上述症状的同时可伴有胸闷或咳嗽。在患者哮喘发作时，医生查体可闻及典型哮鸣音。对这类患者进行肺功能检查（主要为支气管舒张试验、支气管激发试验）的结果提示该患者具有气道高反应性或可逆性气流受限特征。当然，常规哮喘治疗有效，这也是大多临床医师脑海中哮喘应有的表现。

尽管大部分哮喘都是上述表现，但我们不能忽视还有一部分患者的哮喘发作并不以喘息、气促为主要表现，即不典型哮喘。1979 年，美国学者 Irwin 等首次提出以慢性咳嗽为唯一临床表现，存在气道高反应性和可逆性气流受限特征的这一种疾病，并命名为咳嗽变异性哮喘（CVA）。咳嗽变异性哮喘的患者也存在气道嗜酸性粒细胞炎症，肺功能检查可提示气道高反应性，在治疗上予以常规哮喘治疗具有良好的效果，即咳嗽程度减轻，发作次数减少。有文献报道，30% ～ 40%CVA 患者在随访的 3 ～ 5 年内出现喘息、气急等症状，提示这些患者最终发展为典型哮喘。因此咳嗽变异性哮喘被认为是第一类被认识的不典型哮喘。从另一角度说，慢性咳嗽常常会被患者及医生忽视，而实际上其中一部分患者并不只是单纯的咳嗽。就国内人群而言，众多研究提示 10%～30% 的慢性咳嗽是咳嗽变异性哮喘。结合我国的人群基数，我们可以想到实际上国内被忽视的咳嗽变异性哮喘患者数量庞大，而大部分患者未接受规范化哮喘治疗，很有可能被咳嗽变异性哮喘永久性地影响生活质量。

20 世纪 90 年代初，钟南山院士等对青年人群进行肺功能检查，发现一部分青年人存在气道高反应性特征。在之后的随访中发现，存在气道高反应性特征的青年人出现喘息、气促等典型哮喘表现的比例显著高于无气道高反应性特征的青年人。针对这一部分人群，钟南山院士于 1992 年首次提出隐匿性哮喘的定义，即具有气道反应性增高特征而没有呼吸道症状的哮喘类型。与咳嗽变异性哮喘类似，这类人群在随访中有 14%～58% 逐渐出现喘息、气急等典型哮喘症状。虽然隐匿性哮喘是第二类被认识的不典型哮喘，但由于此类患者没有明显的症状，并且肺功能检查尚未普及至常规体检；部分人群即使进行了肺功能检查发现气道反应性增高，也因为没有不适主诉未就诊。因此隐匿性哮喘的患者数量没有明显的增加，近年来与隐匿性哮喘相关的研究也屈指可数。

直到最近数年，第三种临床表现较为特殊的哮喘才被学者认识。2013 年一位少年就诊于浙江大学医学院附属第二医院，他长期胸闷而没有其他任何不适。结合此患者的胸闷具有活动后加重的特点，并且在排除了心衰等其他存在类似症状的疾病后，医师们考虑到他或许有气道高反应性，建议其进行肺功能检查。他的肺功能检查结果使其病情拨云见日：支气管激发试验结果阳性。这种单纯胸闷会不会是一种新的哮喘表现？于是我们对他尝试了哮喘的治疗。随着治疗时间的延长，该患者胸闷逐渐好转，运动耐量升高，这说明，这又是一种新的特殊类型哮喘。遵循咳嗽变异性哮喘的命名方式，我们将其命名为胸闷变异性哮喘（chest tightness variated asthma，CTVA）。这也成了第三种公认的特殊临床表现类型的哮喘。目前，国内正在进行多中心临床研究，以了解胸闷变异性哮喘预后和转归。而在已经定稿的《支气管哮喘防治指南（2016 年版）》中，咳嗽变异性哮喘、胸闷变异性哮喘、隐匿性哮喘也都被写入，以提醒临床医师不要忽视这些特殊临床表现的哮喘，或是患者在出现以上症状时需要多留一个心眼。

上述哮喘虽然表现不同，但病理机制大体相同，因此在诸多协助诊断的辅助检查方面，比如呼出气一氧化氮、血清免疫球蛋白 E（IgE）以及更为重要的肺功能检查（通气功能指标如 FEV_1/FVC、$FEV_1\%$ 预计值及支气管激发试验、支气管舒张试验），虽然数值上会有一定的高低，但没有本质上的区别。因此，当临床医师怀疑患者存在上述特殊类型哮喘时，完全可以根据典型哮喘的诊断思路来开具检查项目。

经过多年的实践，哮喘的诊断已经非常明确，即典型哮喘症状，加上一条提示存在可变气流受限的客观检查，并且排除了其他的疾病。对于症状不典型的哮喘，也可通过上述"症状＋检查"的方式进行诊断。在《支气管哮喘防治指南（2016 年版）》中有如下诊断标准：

（1）咳嗽变异性哮喘：咳嗽作为唯一或主要症状，无喘息、气急等典型哮喘的症状和体征，同时具备可变气流受限客观检查中的任一条，除外其他疾病引起的咳嗽。

（2）胸闷变异性哮喘：胸闷作为唯一或主要症状，无喘息、气急等典型哮喘的症状和体征，同时具备可变气流受限客观检查中的任一条，除外其他疾病引起的胸闷。

（3）隐匿性哮喘：指无反复发作喘息、气急、胸闷或咳嗽等典型哮喘的症状或体征，但长期存在气道反应性增高者。部分患者可逐渐发展为典型哮喘。

这其中非常重要的一点，是在进行上述哮喘诊断时，应排除其他疾病，否则易引起误诊。慢性咳嗽除了咳嗽变异性哮喘外，还有嗜酸性粒细胞性支气管炎、胃食管反流、上气道综合征、血管紧张素转化酶抑制剂（ACEI）用药相关性咳嗽等常见的病因，而胸闷的患者应首先考虑是否存在冠状动脉性心脏病、心功能衰竭、肺栓塞等急症。这都是在做出临床诊断时需要着重考虑的。

从特殊哮喘的诊断依据的描述中，我们可以看出对于哮喘诊断而言，少不了肺功能检查，尤其是其中的支气管舒张试验或支气管激发试验，或是更为方便的平均每日呼气峰值流量昼夜变异率，而其他的辅助检查比如 IgE、FeNO、变应原检查等都只是再进一步对哮喘进行确诊。大多医师认为支气管舒张试验阳性提示存在支气管可逆性特征，支气管激发试验阳性提示存在气道高反应性特征。至于选择哪种判定气流可逆的检查方式不必大费周章，我们一般认为只要常规通气功能的 FEV_1/FVC 不低于 70%，即可给予支气管激发试验；而对于 FEV_1/FVC 较低的患者，为避免加重病情，可进一步行支气管舒张试验。

由于支气管激发试验或舒张试验的假阳性容易造成临床上的误诊，因此选择进行肺功能检查的时机也非常重要。咳嗽的患者应排除短期内上呼吸道感染或肺部感染的病史，因部分感染后咳嗽患者可出现气道高反应性特征，易被误诊为咳嗽变异性哮喘，从而导致不必要的用药。如果存在明确的呼吸系统感染史，我们建议至少在感染控制 2 个月后再进行肺功能检查，以免因感染造成的气道高反应性被误诊为哮喘。

可变气流受限的客观指标主要是激发试验或舒张试验，以及平均日 PEF 昼夜变异率，但对于某些条件不允许的情况下，我们也可先进行 4 周的抗感染治疗，如吸入激素、口服白三烯受体拮抗剂等，再进行肺功能复查，对比治疗前后肺通气功能变化，根据 FEV_1 的改善率来判定是否存在气流受限的可逆性。

尽管在哮喘诊断标准中肺功能指标的地位不可撼动，并且化验中变应原 IgE、嗜酸性粒细胞等水平并不作为诊断的必须依据，但不可否认作为哮喘机制中的重要环节，这些指标对哮喘的诊断、治疗和预后具有指导作用。若哮喘患者痰嗜酸性粒细胞升高，激素治疗效果更好。相反，对于痰中性粒细胞升高的哮喘，常规哮喘治疗效果不尽人意，尽管目前对这一类哮喘的中性粒细胞升高的原因暂不明确。

总体而言，哮喘的主要特点就是可变的气流受限，无论它的临床表现是以喘息为主，或咳嗽、胸闷作为唯一的症状，甚至无症状。谁知道呢，或许在未来会有学者发现新的特殊哮喘临床类型，但不变的是其气流受限的可变性。

参考文献

1. 杨树升，林丽.36 例阿司匹林哮喘回顾性分析.中国呼吸与危重监护杂志，2012，11（5）：448-451.

2. Warner DO，Warner MA，Barnes RD，et al.Perioperative respiratory complications in patients with asthma.Anesthesiology，1996，85（3）：460-467.

3. Murphy VE，Schatz M.Asthma in pregnancy: a hit for two.Eur Respir Rev，2014，23（131）：64-68.

4. Corrao WM，Braman SS，Irwin RS.Chronic cough as the sole presenting manifestation of bronchial asthma.N Engl J Med,1979,300（12）：633-637.

5. Nakajima T，Nishimura Y，Nishiuma T，et al.Characteristics of patients with chronic cough who developed classic asthma during the course of cough variant asthma: a longitudinal study.Respiration，2005，72（6）：606-611.

6. 赖克方，陈如冲，刘春丽，等.不明原因慢性咳嗽的病因分布及诊断程序的建立.中华结核和呼吸杂志，2006，29（2）：96-99.

7. 于兴梅，朱海艳，郝创利，等.不同病因儿童慢性咳嗽气道高反应的特征.中华结核和呼吸杂志，2015，38（1）：55-58.

8. Zhong NS，Chen RC，Yang MO，et al.Is asymptomatic bronchial hyperresponsiveness an indication of potential asthma？ A two-year follow-up of young students with bronchial hyperresponsiveness.Chest，1992，102（4）：1104-1109.

9. Shaaban R，Zureik M，Soussan D，et al.Rhinitis and onset of

asthma: a longitudinal population-based study.Lancet, 2008, 372 (9643):
1049-1057.

10. Shen H, Hua W, Wang P, et al.A new phenotype of asthma: chest tightness as the sole presenting manifestation.Ann Allergy Asthma Immunol, 2013, 111 (3): 226-227.

11. 陈灿，刘志军，刘友文，等.呼吸道感染后咳嗽与咳嗽变异性哮喘痰炎症细胞和气道反应性特点及其意义.临床内科杂志,2009,26 (3): 185-187.

12. Global Initiative for Asthma.Global Strategy for Asthma Management and Prevention：update 2015.[2016-12-12].http://ginasthma. org/asthma-copd-and-asthma-copd-overlap-syndrome-acos/.html.

13. Petsky HL, Cates CJ, Lasserson TJ, et al.A systematic review and meta-analysis: tailoring asthma treatment on eosinophilic markers (exhaled nitric oxide or sputum eosinophils) .Thorax, 2012, 67 (3): 199-208.

14. Nair P, Aziz-Ur-Rehman A, Radford K.Therapeutic implications of 'neutrophilic asthma' .Curr Opin Pulm Med, 2015, 21 (1): 33-38.

支气管哮喘合并慢性阻塞性肺疾病
——不容忽视的临床问题

全球范围内，每12个人中就有1人患阻塞性肺疾病。阻塞性肺疾病包括慢性阻塞性肺疾病、哮喘和哮喘–慢性阻塞性肺疾病重叠综合征（ACOS）。过去哮喘和慢性阻塞性肺疾病通常被认为是两种不同的疾病，但现在的观点认为它们都是异源性疾病并常常出现重叠的情况，特别是在老年人。一些哮喘患者由于气道重塑，患者可能慢慢出现不可逆气流受限，这时这些哮喘患者同慢性阻塞性肺疾病患者相似。另一方面，慢性阻塞性肺疾病的患者也可能出现可逆性气流受限，这些慢性阻塞性肺疾病患者的表现就同哮喘患者相似。当患者同时表现出哮喘和慢性阻塞性肺疾病的特征时，这种情况被称为哮喘-慢性阻塞性肺疾病重叠综合征。相比于哮喘或慢性阻塞性肺疾病，ACOS 患者出现不良后果的可能性更大。ACOS 的基因危险因素、潜在机制、病理学表现、临床特征、治疗反应及预后尚不清楚。在西班牙进行的一项对呼吸科医师进行的小样本问卷调查显示：虽然 80.8% 的医师承认尚无明确的 ACOS 定义，但84.6% 的医师承认 ACOS 的存在。ACOS 已成为不可忽视的临床问题，日益引起大家的重视。

哮喘和慢性阻塞性肺疾病都以气流受限和气道慢性炎症为主要特征。慢性阻塞性肺疾病主要影响小气道。慢性阻塞性肺疾病患者通常同时存在慢性气管炎和肺气肿，但在一些患者是一种表现占主导地位。慢性阻塞性肺疾病患者通常在 40 岁以上出现咳嗽、咳痰或喘息等症状。其气流受限是由于平滑肌收缩、气道黏液及组织破坏等引起，而肺弹性回缩力的丧失导致气道闭塞。慢性阻塞性肺疾病的气流受限呈进行性发展，其主要是由于吸烟引起的，但被动吸烟、空气污染、职业暴露也可引起慢性阻塞性肺疾病。哮喘是一种累及大小气道的阻塞性肺疾病。虽然哮喘可以在成年起病，但典型哮喘多种儿童期起病并多伴有过敏。哮喘的主要特征包括气道慢性炎症、气道高反应性、可逆性气流受限及随病程延长而导致的一系列气道结构的改变。气流受限主要是支气管平滑肌痉挛引起的，气道黏液和炎性渗出也有贡献。另外临床表现为喘息、气急、胸闷或咳嗽等症状，多数患者可自行缓解或经治疗后缓解。而ACOS 可同时表现出哮喘和慢性阻塞性肺疾病的特征，特别在老年人，有时很难做出最终诊断。

13. 哮喘-慢性阻塞性肺疾病重叠综合征（ACOS）的定义

目前 ACOS 尚无明确定义，研究者使用过很多不同的名字，如哮喘和慢性阻塞性肺疾病的重叠综合征、混合哮喘-慢性阻塞性肺疾病表型、哮喘联合慢性阻塞性肺疾病、哮喘和慢性阻塞性肺疾病并存及有哮喘特征的慢性阻塞性肺疾病。但其中 ACOS 使用得最广泛。关于 ACOS 最重要的一个问题尚无法定论，即 ACOS 代表的是同时存在的哮喘和慢性阻塞性肺疾病还是一种单独的疾病实体。一些指南指出 ACOS 应被视为一种单独的疾病实体，但目前其具体定义尚未达成共识。2016 年哮喘防治创议-慢性阻塞性肺疾病全球倡议（GINA- GOLD）关于 ACOS 的联合声明称：由于目前关于 ACOS 的研究稀少，在获得更多关于其临床表型及发病机制数据前无法对 ACOS 进行明确的定义。
所以 GINA-GOLD 只是对 ACOS 进行了描述：即 ACOS 的
特征是持续性气流受限，同时具有数项与哮喘相关的特征
和数项与慢性阻塞性肺疾病相关的特征。西班牙慢性阻塞
性肺疾病指南提出了 4 种与预后和治疗相关的慢性阻塞性
肺疾病表型：A 型：具有慢性支气管炎或肺气肿的非频繁急
性加重表型；B 型：慢性阻塞性肺疾病-哮喘重叠表型；C 型：
以肺气肿为主的频繁急性加重表型；D 型：以慢性支气管炎
为主的频繁急性加重表型。其中慢性阻塞性肺疾病-哮喘重
叠，即 ACOS，被定义为不完全可逆的气流受限伴阻塞可
逆性增加的症状或体征。再有日本的慢性阻塞性肺疾病指
南提出了慢性阻塞性肺疾病并发哮喘的概念。当慢性阻塞
性肺疾病患者出现以下情况时需考虑并发哮喘的可能：阵
发性呼吸困难、主要出现在晚上和早晨的喘息和咳嗽、有
过敏性体质倾向（对环境变应原的 IgE 抗体）、痰中及外周
血中嗜酸性粒细胞计数增加。

14. 哮喘-慢性阻塞性肺疾病重叠综合征（ACOS）的患病率

由于应用的诊断标准不同，取决于研究设计和研究人
群，ACOS 的患病率不同研究之间有较大差异。在已诊断

哮喘的人群中，当患者出现慢性支气管炎或肺弥散功能减退时，ACOS 的患病率是 29%。在慢性阻塞性肺疾病的人群中，当患者在 40 岁前有医师诊断的哮喘史，ACOS 的患病率是 13%；当患者满足哮喘的任一标准时，ACOS 的患病率是 55%。取决于暴露于烟草或生物燃料，ACOS 的患病率为 5% ～ 21%。在一般人群中，如果 ACOS 诊断是基于症状和肺功能检查，在 PLATINO 研究中，ACOS 的患病率是 1.8%。如果哮喘和慢性阻塞性肺疾病诊断是基于自我报告及医师诊断的哮喘和慢性阻塞性肺疾病，在美国人群中 ACOS 的患病率是 2.7%。

15. 哮喘-慢性阻塞性肺疾病重叠综合征（ACOS）的经济负担

目前数项研究均显示 ACOS 的经济负担较哮喘或慢性阻塞性肺疾病更重。相比于哮喘或慢性阻塞性肺疾病，由于 ACOS 患者住院次数更多，住院花费的医疗费用也更多。比如在芬兰进行的一项回顾性研究显示：在 2000—2009 年间哮喘的平均治疗时间是 2.1 天，慢性阻塞性肺疾病是 3.4 天，ACOS 是 6.0 天。另一项回顾性研究显示：由于 ACOS 患者使用的医疗服务较慢性阻塞性肺疾病更多，ACOS 的医疗费用更多。在韩国进行的研究显示：ACOS 患者访问急诊室或收住普通病房或 ICU 的可能性较慢性阻塞性肺疾病患者更大，进而导致医疗费用上升。再有在美国享有扩展美国联邦医疗补助计划（Medicaid）的人群，ACOS 患者使用医疗服务的次数较哮喘或慢性阻塞性肺疾病更多。在年平均医疗费用方面，ACOS 是 14 914 美元，哮喘是 2307 美元，慢性阻塞性肺疾病是 4879 美元。

16. 哮喘-慢性阻塞性肺疾病重叠综合征（ACOS）的致残率

目前大多研究提示 ACOS 的致残率较哮喘或慢性阻塞性肺疾病更高，对患者生活质量影响更大。由于 ACOS 本就在老年人更为常见，ACOS 患者更可能会合并多种临床问题从而影响其健康。相比于慢性阻塞性肺疾病患者，ACOS 患者呼吸困难或喘息症状更多，急性发作更频繁，呼吸相关生活质量更差，活动能力更低。一项多中心临床研究也显示：伴有过敏体质的慢性阻塞性肺疾病患者，相比于无过敏体质的慢性阻塞性肺疾病患者，慢性咳嗽或咳痰的发生率更高。另一项研究显示：相比于哮喘患者，ACOS 患者呼吸困难量表（MMRC）评分的呼吸困难指数更高，且过去 1 年内出现至少一次严重发作的患者比例更高。

17. 哮喘-慢性阻塞性肺疾病重叠综合征（ACOS）的病死率

目前关于 ACOS 病死率方面的研究结果尚不一致。一项小样本为期 4 年的随访研究表明：ACOS、哮喘和慢性阻塞性肺疾病之间病死率无差别。而在日本进行一项回顾性研究中纳入了 30 405 位患者。该研究发现：ACOS、哮喘及慢性阻塞性肺疾病的病死率分别为 2.3%、1.2% 和 9.7%，慢性阻塞性肺疾病患者的病死率明显高于 ACOS。高病死率与高龄、男性、低 BMI、更严重的呼吸困难、意识水平低、日常活动能力下降和高剂量使用 ICS 相关。再有在一项在纳入 831 位患者的研究中，虽然 ACOS 组和慢性阻塞性肺疾病组在研究开始时基线数据无差异，但 1 年随访结束时慢性阻塞性肺疾病患者病死率更高。但在另一项为期 18 年的随访研究中，ACOS 组的死亡风险最高，慢性阻塞性肺疾病次之，哮喘最低。使用基线肺功能进行校正后，三组的死亡风险均有所降低，但 ACOS 组的死亡风险仍最高。

18. 哮喘-慢性阻塞性肺疾病重叠综合征（ACOS）的症状严重程度

虽有少数研究结果不一致，目前多数研究发现 ACOS

症状严重程度较哮喘或慢性阻塞性肺疾病更重。相比于哮喘或慢性阻塞性肺疾病患者，ACOS 患者的疾病影响更大，呼吸困难感觉更强，而且同其气流受限程度不成比例。比如一项研究便发现：ACOS 组的 CAT（COPD assessment test）评分、咳嗽评分、咳痰评分及呼吸困难评分均高于哮喘组和慢性阻塞性肺疾病组。FEV_1 调整后，ACOS 组的 CAT 评分和呼吸困难评分仍高于哮喘组和慢性阻塞性肺疾病组。Miravitlles 等在西班牙进行的研究也提示：ACOS 组呼吸困难的发生率高于慢性阻塞性肺疾病组。再有 Milanese 的研究也显示：ACOS 组的 MRC 呼吸困难评分高于哮喘组。而 de Marco R 的研究发现：ACOS 组 MRC 呼吸困难评分 ≥ 3 分的发生率是 39%，慢性阻塞性肺疾病组是 21%，哮喘组是 9%。Hardin 等的研究也发现：ACOS 组的 BODE 指数高于慢性阻塞性肺疾病组。再有一项小样本研究提示：尽管有相似程度气道阻塞，ACOS 患者的 CAT 评分较慢性阻塞性肺疾病更高，这说明这些患者的症状更重。但是 Menezes AM 进行的研究却和上述研究结果不一致，他们发现：哮喘组呼吸困难的发生率较 ACOS 组和慢性阻塞性肺疾病组更高。

另外 ACOS 患者出现喘息的概率更高，咳嗽和咳痰的情况也更严重。比如 Menezes AM 进行的研究显示：ACOS

组咳嗽及咳痰的发生率最高。哮喘组和 ACOS 组中 100% 的患者有喘息症状，而在慢性阻塞性肺疾病组只有 29%。而 de Marco R 的研究发现：ACOS 组咳嗽咳痰的发生率是 62%，慢性阻塞性肺疾病组是 54%，哮喘组是 23%。ACOS 组喘息的发生率是 79%，慢性阻塞性肺疾病组是 43%，哮喘组是 43%。

19. 哮喘-慢性阻塞性肺疾病重叠综合征（ACOS）对肺功能的影响

目前关于 ACOS 肺功能方面的研究结果尚不一致。比如 Chuang 等人的研究纳入了 9104 位受试者，结果显示：相比于哮喘组和慢性阻塞性肺疾病组，ACOS 组的肺功能明显降低（FEV_1、FVC、FEV_1/FVC）。ACOS 组中 60% 的患者 FEV_1 在 50% ~ 80%，12% 患者 FEV_1 < 50%。ACOS 患者中严重 FEV_1 下降（< 50% 预计值）比例高于哮喘组（< 1%）和慢性阻塞性肺疾病组（4%）。而韩国的一项研究纳入了 2933 位慢性阻塞性肺疾病患者，结果表明：相比于慢性阻塞性肺疾病患者，ACOS 患者的 FEV_1 水平更低。而 Kauppi 的研究纳入了 546 位患者（18 ~ 75 岁），其中 22% 诊断为 ACOS。相比于哮喘组和慢性阻塞性肺疾病组，ACOS 组的 FEV_1、FVC、FEV_1/FVC 处于中间水平。

再有研究显示：哮喘组（25.3ml/年）和 ACOS 组（25.9ml/年）的 FEV_1 下降速度相似，均低于慢性阻塞性肺疾病组（37.3ml/年）。另外 Fu 等人的研究显示：相比于哮喘组，ACOS 组和慢性阻塞性肺疾病组的基线气流受限程度更高，但 ACOS 组和慢性阻塞性肺疾病组之间无统计学差异。而 Lee HY 进行的回顾性研究发现：ACOS 组肺总量、功能残气量和残气量较哮喘组高。

20. 哮喘-慢性阻塞性肺疾病重叠综合征（ACOS）急性加重及住院风险

目前多数研究显示 ACOS 急性加重及住院风险更高。Hardin、Miravitlles 和 Menezes AM 均报道相比于慢性阻塞性肺疾病组或哮喘组，ACOS 组急性加重发生率更高。Menezes AM 报道 ACOS 是同急性加重风险相关的。另外 ACOS 组住院率高于慢性阻塞性肺疾病组及哮喘组。Marco 也报道 ACOS 组住院率高于慢性阻塞性肺疾病组及哮喘组。在韩国进行的一项研究也表明 ACOS 患者的住院风险明显增高。再有一项为期 9 年的研究也提示：ACOS 组的住院率最高。在中国台湾进行的一项纳入总计 17 088 位慢性阻塞性肺疾病患者的研究也显示：相比于慢性阻塞性肺疾病组，ACOS 组肺炎、急性加重发生率更高。

21. 哮喘-慢性阻塞性肺疾病重叠综合征（ACOS）的其他表现

ACOS 在影像学、特别是高分辨率 CT（HRCT）上表现出了与哮喘和慢性阻塞性肺疾病不同的病变特点。对比慢性阻塞性肺疾病患者，ACOS 患者在呼气相 CT 扫描时空气潴留更严重，吸气相 CT 扫描时肺气肿程度更轻，而气道壁更厚。另一项研究提示：ACOS 患者肺气肿程度更低，肺气肿肺部模式也不同，且吸入支气管扩张剂后空气潴留变化程度更大。相比于慢性阻塞性肺疾病患者，ACOS 患者肺气肿指数（EI）更低，表现为上区为主的 EI 分布模式，而空气潴留（AT）及其分布两组之间无差异。使用支气管扩张剂后，ACOS 组的 AT 和呼气平均肺密度（MLD）变化程度较慢性阻塞性肺疾病组更大。而 EI 和吸气 MLD 变化程度无差异。

再有间质性病变在 ACOS 并不少见。在一项小样本研究中（$n=30$），23.3% 的 ACOS 患者行 HRCT 可以发现间质病变。有间质病变的 ACOS 患者的年龄及吸烟量明显高于无间质病变的 ACOS 患者。有间质病变的 ACOS 患者真菌过敏性哮喘发生率更高。多变量分析显示：包年与间质病变呈明显相关关系。在 HRCT 上，有间质病变的 ACOS

患者的气管壁厚度明显高于无间质病变的 ACOS 患者。

另外在 ACOS 患者存在维生素 D 缺乏，而循环 25 (OH) D 水平可能影响疾病控制和严重程度。ACOS 和慢性阻塞性肺疾病患者的 25（OH）D 水平明显低于哮喘患者。在阻塞性肺疾病患者，25（OH）D 水平与 FEV_1、FVC、最大呼气中期流速 $FEF_{25\% \sim 75\%}$、PEF 呈正相关关系。

22. 哮喘-慢性阻塞性肺疾病重叠综合征（ACOS）的诊断

由于目前 ACOS 无统一的定义，其诊断标准也未统一。GINA 和 GOLD 联合指南的慢性气道疾病分步诊断方法为临床医师提供了用于区分哮喘、慢性阻塞性肺疾病以及 ACOS 的方法。GINA-GOLD 诊断方法是描述性，并鼓励研究者对重叠表型进行进一步研究。全球 GINA-GOLD 诊断方法还提供了一张包含慢性阻塞性肺疾病和哮喘主要特征的清单，但患者有多项（≥ 3 项）哮喘特征时可诊断为哮喘，有多项慢性阻塞性肺疾病特征时可诊断为慢性阻塞性肺疾病，同时存在多项哮喘和慢性阻塞性肺疾病特征时可考虑 ACOS。该诊断方法实用性较强，但其有效性尚需研究。该经验性诊断方法的缺点在于：预测哮喘或慢性阻塞性肺疾病是每项特征被赋予了相同的权重，这可能不合理，影响了其诊断的有效性。

现在已有研究探讨了使用生物标志物协助诊断 ACOS 的可能。例如在日本进行的一项研究，以 FeNO 和 IgE 作为检测 ACOS 的生物标志物。使用 35 ppb 作为 FeNO 的界限值的话，在慢性阻塞性肺疾病患者中 ACOS 的比例为 16.3%。当联合使用 FeNO 和 IgE，高 FeNO/ 高 IgE 在慢性阻塞性肺疾病患者的比例为 7.8%。还有一项研究发现：相比于慢性阻塞性肺疾病组，ACOS 患者中性粒细胞明胶酶相关脂质运载蛋白（NGAL）明显升高，这提示 ACOS 患者中性粒细胞性炎症反应和（或）气道上皮损伤加重，可能作为鉴别 ACOS 和慢性阻塞性肺疾病的标志物。

23. 哮喘-慢性阻塞性肺疾病重叠综合征（ACOS）的治疗

因为 ACOS 的患者通常被排除出了哮喘或慢性阻塞性肺疾病的临床研究，所以其对治疗的反应尚不清楚。总的来说，ACOS 的治疗目标应和哮喘或慢性阻塞性肺疾病相似，即：控制和缓解症状，减少急性发作，减慢肺功能的下降，减低治疗的不良反应。治疗包括：患者教育、戒烟、避免变应原、接种流感疫苗、肺康复及合并症管理。

吸入型糖皮质激素联合长效 β_2 受体激动剂（ICS/

LABA）治疗可能对 ACOS 患者有益。有严重呼吸困难的
ACOS 患者（mMRC > 1），可以考虑使用长效抗胆碱能
药物（LAMA）。一项研究显示：在 > 65 岁的慢性阻塞性
肺疾病人群中，ACOS 比例为 28%，较单用 LABA，使用
ICS/LABA 可以降低患者的病死率及住院率。基于安全性
考虑，目前 GINA-GOLD 联合指南也推荐 ICS/LABA 联合
治疗用于 ACOS 的初始治疗。而日本慢性阻塞性肺疾病指
南认为：不论慢性阻塞性肺疾病严重程度如何，并发哮喘
时均应使用 ICS，应选择 LAMA 或 LABA 中的一种与 ICS
联合使用。如果单用一种支气管扩张剂无效的话，应同时
联合使用 LAMA、LABA 和 ICS，联合使用白三烯受体拮
抗剂也有效。

综上所述，ACOS 已成为不可忽视的临床问题。ACOS
患者的病死率和致残率更高，对社会及家属造成了沉重的
经济负担。ACOS 患者的呼吸困难更重，出现喘息的概率
更高，咳嗽和咳痰的情况也更严重。ACOS 的急性发作频
率更高而且出现严重急性发作的可能性也越大，住院风险
也更高。但目前 ACOS 尚无明确的定义。由于缺乏关于
ACOS 的随机对照研究，现在很难对这些患者提供循证医
学支持的治疗。

ACOS 概念的引入可能有助于更好地进行临床分型从

而改善阻塞性肺疾病患者的治疗，现在急需对 ACOS 的明确定义。由于目前关于 ACOS 的研究采用的定义不同，我们对研究结果的理解存在一定困难。有了明确的定义有助于研究者针对相应的人群进行临床研究。现在也需要纵向研究揭示 ACOS 患者的临床进展、预后及其治疗效果，并比较 ACOS 同哮喘或慢性阻塞性肺疾病的异同。

参考文献

1. Postma DS，Rabe KF.The Asthma-COPD Overlap Syndrome.N Engl J Med，2015，373（13）：1241-1249.

2. Postma DS，van den Berge M.The different faces of the asthma-COPD overlap syndrome.Eur Respir J，2015，46（3）：587-590.

3. Nielsen M，Bårnes CB，Ulrik CS.Clinical characteristics of the asthma-COPD overlap syndrome--a systematic review.Int J Chron Obstruct Pulmon Dis，2015，10:1443-1454.

4.Global Initiative for Chronic Obstructive Lung Disease.Global strategy for the diagnosis, management, and prevention of chronic obstructive pulmonary disease (updated 2016).[2016-12-12].http://goldcopd.org/.html.

5.Global Initiative for Asthma. Global Strategy for Asthma Management and Prevention(updated 2016).[2016-11-12].http://ginasthma.org/.html.

6. Miravitlles M，Alcázar B，Alvarez FJ，et al.What pulmonologists think about the asthma-COPD overlap syndrome.Int J Chron Obstruct Pulmon Dis，2015，10:1321-1330.

7. Miravitlles M, Soler-Cataluña JJ, Calle M, et al.Spanish guideline for COPD(GesEPOC). Update 2014.Arch Bronconeumol,2014,50 Suppl 1: 1-16.

8. Committee for the Third Edition of the COPD Guidelines of the Japanese Respiratory Society. Guidelines for the Diagnosis and Treatment of COPD (Chronic Obstructive Pulmonary Disease) .3rd Edition. Tokyo:Medical Review Co, Ltd, 2009.

9. Milanese M, Di Marco F, Corsico AG, et al.Asthma control in elderly asthmatics. An Italian observational study.Respir Med,2014,108(8): 1091-1099.

10. Marsh SE, Travers J, Weatherall M, et al.Proportional classifications of COPD phenotypes.Thorax, 2008, 63 (9): 761-767.

11. Golpe R, Sanjuán López P, Cano Jiménez E, et al.Distribution of clinical phenotypes in patients with chronic obstructive pulmonary disease caused by biomass and tobacco smoke.Arch Bronconeumol, 2014, 50 (8): 318-324.

12. Diaz-Guzman E, Khosravi M, Mannino DM.Asthma, chronic obstructive pulmonary disease, and mortality in the U.S. population.COPD, 2011, 8 (6): 400-407.

13. Toy EL, Gallagher KF, Stanley EL, et al.The economic impact of exacerbations of chronic obstructive pulmonary disease and exacerbation definition: a review.COPD, 2010, 7 (3): 214-228.

14. Andersén H, Lampela P, Nevanlinna A, et al.High hospital burden in overlap syndrome of asthma and COPD.Clin Respir J,2013,7(4): 342-346.

15. Chung JW, Kong KA, Lee JH, et al.Characteristics and self-rated health of overlap syndrome.Int J Chron Obstruct Pulmon Dis, 2014, 9:795-804.

16. Rhee CK, Yoon HK, Yoo KH, et al.Medical utilization and cost in patients with overlap syndrome of chronic obstructive pulmonary disease and asthma.COPD, 2014, 11 (2): 163-170.

17. Shaya FT, Dongyi D, Akazawa MO, et al.Burden of concomitant asthma and COPD in a Medicaid population.Chest, 2008, 134 (1): 14-19.

18. McDonald VM, Simpson JL, Higgins I, et al.Multidimensional assessment of older people with asthma and COPD: clinical management and health status.Age Ageing, 2011, 40 (1): 42-49.

19. Hardin M, Cho M, McDonald ML, et al.The clinical and genetic features of COPD-asthma overlap syndrome.Eur Respir J, 2014, 44 (2): 341-350.

20. Miravitlles M, Soriano JB, Ancochea J, et al.Characterisation of the overlap COPD-asthma phenotype. Focus on physical activity and health status.Respir Med, 2013, 107 (7): 1053-1060.

21. Fattahi F, ten Hacken NH, Löfdahl CG, et al.Atopy is a risk factor for respiratory symptoms in COPD patients: results from the EUROSCOP study.Respir Res, 2013, 14:10.

22. Fu JJ, Gibson PG, Simpson JL, et al.Longitudinal changes in clinical outcomes in older patients with asthma, COPD and asthma-COPD overlap syndrome.Respiration, 2014, 87 (1): 63-74.

23. Yamauchi Y, Yasunaga H, Matsui H, et al.Comparison of in-hospital mortality in patients with COPD, asthma and asthma-COPD overlap

exacerbations.Respirology, 2015, 20 (6): 940-946.

24. Cosio BG, Soriano JB, López-Campos JL, et al.Defining the Asthma-COPD Overlap Syndrome in a COPD Cohort.Chest,2016,149 (1): 45-52.

25. Kurashima K, Takaku Y, Ohta C, et al.COPD assessment test and severity of airflow limitation in patients with asthma, COPD, and asthma-COPD overlap syndrome.Int J Chron Obstruct Pulmon Dis, 2016, 11:479-487.

26. Nguyen MS, Nguyen Dang D, Schleich F, et al.Asthma-COPD overlap syndrome among patients with stable COPD.Rev Med Liege, 2015, 70 (1): 37-43.

27. Menezes AM, Montes de Oca M, Pérez-Padilla R, et al.Increased risk of exacerbation and hospitalization in subjects with an overlap phenotype: COPD-asthma.Chest, 2014, 145 (2): 297-304.

28. de Marco R, Marcon A, Rossi A, et al.Asthma, COPD and overlap syndrome: a longitudinal study in young European adults.Eur Respir J, 2015, 46 (3): 671-679.

29. Kim MA, Noh CS, Chang YJ, et al.Asthma and COPD overlap syndrome is associated with increased risk of hospitalisation.Int J Tuberc Lung Dis, 2015, 19 (7): 864-869.

30. Lee HY, Kang JY, Yoon HK, et al.Clinical characteristics of asthma combined with COPD feature.Yonsei Med J, 2014, 55 (4): 980-986.

31. Chung WS, Lin CL, Kao CH.Comparison of acute respiratory events between asthma-COPD overlap syndrome and COPD patients: a

population-based cohort study.Medicine (Baltimore), 2015, 94 (17):
e755.

32. Gao Y, Zhai X, Li K, et al.Asthma COPD Overlap Syndrome on
CT Densitometry: A Distinct Phenotype from COPD.COPD, 2016, 13 (4):
471-476.

33. Chiba S, Tsuchiya K, Nukui Y, et al.Interstitial Changes in
Asthma-COPD Overlap Syndrome (ACOS) .Clin Respir J, 2016.

34. Odler B, Ivancsó I, Somogyi V, et al.Vitamin D deficiency is
associated with impaired disease control in asthma-COPD overlap syndrome
patients.Int J Chron Obstruct Pulmon Dis, 2015, 10:2017-2025.

35. Tamada T, Sugiura H, Takahashi T, et al.Biomarker-based
detection of asthma-COPD overlap syndrome in COPD populations.Int J
Chron Obstruct Pulmon Dis, 2015, 10:2169-2176.

36. Iwamoto H, Gao J, Koskela J, et al.Differences in plasma and
sputum biomarkers between COPD and COPD-asthma overlap.Eur Respir J,
2014, 43 (2): 421-429.

37. Miravitlles M, Soler-Cataluña JJ, Calle M, et al.Spanish COPD
Guidelines (GesEPOC): Pharmacological treatment of stable COPD.Aten
Primaria, 2012, 44 (7): 425-437.

38. Gershon AS, Campitelli MA, Croxford R, et al.Combination
long-acting β -agonists and inhaled corticosteroids compared with long-
acting β -agonists alone in older adults with chronic obstructive pulmonary
disease.JAMA, 2014, 312 (11): 1114-1121.

吸入型糖皮质激素（ICS）是控制哮喘气道炎症最有效的药物

哮喘是一种以气道慢性炎症和平滑肌功能障碍为特点的疾病，与气道高反应性相关。气道高反应性可导致典型的哮喘症状，如反复发作的喘息、呼吸困难、胸闷和咳嗽。目前全世界有超过3亿人患有哮喘，且到2025年该数量预计可增加至4亿人。而且，目前因哮喘治疗所造成的经济损失根据保守估计已超过结核和HIV/AIDS的总和。目前吸入型糖皮质激素是治疗持续性哮喘的基础性药物，因其能有效控制气道炎症。

24. 吸入型糖皮质激素（ICS）在哮喘治疗中的地位

ICS 可有效控制哮喘，并减少哮喘的病死率。ICS 可有效抑制因肥大细胞和嗜酸性粒细胞气道浸润而导致的 Th2 型炎症。

吸入激素治疗源于 20 世纪 70 年代，之后随着临床研究的证实，直到 20 世纪 80 年代，哮喘 ICS 治疗才开始被广泛接受。ICS 治疗哮喘的地位逐渐超过其他药物，如短效支气管扩张剂和茶碱。早在 20 世纪 90 年代发表的第一版的 GINA 报告中就高度强调了 ICS 在治疗哮喘中的地位。毫无疑问，直到 20 世纪 90 年代哮喘的发病率和病死率才显著下降，而这与长期维持使用 ICS 治疗哮喘密切相关。

第一个关于哮喘中吸入氢化可的松和泼尼松的研究成果是让人沮丧的。理想的吸入激素是需要与受体有高度的亲和性，局部抗炎活性强，而口服生物利用度低，以达到全身不良反应最小的目的。而泼尼松的化学结构特性决定了其必须首先经过肝脏代谢被活化为泼尼松龙或氢化可的松才具有药物活性，且局部抗炎活性弱，亲水性过强而亲脂性不足，与受体的亲和力差，因此泼尼松并不适合作为吸入激素使用。早在 1970 年，研究发现在中重度哮喘患者使用吸入丙酸倍氯米松和醋酸曲安西龙后可有效改善肺功能，减少因口服激素导致的不良反应。ICS 的应用显著有效改变了传统的哮喘治疗方式。ICS 的产生取代了绝大多数患者之前长期使用口服激素的治疗方案，因此避免了严重不良反应的产生。而且，患者因急性哮喘发作的住院率大大下降，而 ICS 的销量则急剧增加。一项基于人群的流行病学调查发现，规律使用低剂量 ICS 可减少哮喘患者的病死率。之后 ICS 在治疗轻度哮喘中的作用也被证实。目前 ICS 单药已被国际指南认为是用于治疗轻度哮喘的一线治疗方案。

首个关键性研究证实 ICS 在哮喘维持治疗上优于 β_2 受体激动剂可追溯至 1991 年。Haahtela 等发现常规吸入布地奈德 1200μg/d 显著优于常规使用特布他林，可显著改善PEF，缓解哮喘症状，且减少哮喘急性发作时支气管扩张剂的使用剂量。也是在这个时候证实哮喘是炎症导致的本质，即使是在最轻度的哮喘中，布地奈德即使减量至小剂量PEF 也可很好维持。体外实验证实 LABA 具有抗炎效果，布地奈德联合福莫特罗或者沙美特罗皆可使支气管上皮细胞释放的炎症因子下降约 85%，但与单独给予 ICS 组相比，单独给予 LABA 并没有提示有显著的抗炎效果，对哮喘的控制是无效的。LABA 除了具有支气管扩张作用外，还可通过介导激素信号转导通路、促进抗炎因子的转录而提高 ICS 的作用，因此目前国际指南皆推荐 ICS 和 LABA 联合用于治疗低剂量 ICS 单药治疗控制效果欠佳的哮喘患者。ICS 的抗炎作用能力和 LABA 的快速扩张作用被认为是哮喘治疗中最重要的两个特性。

哮喘治疗指南推荐 ICS 作为轻度持续性哮喘的一线治疗药物。但 ICS 对抑制白三烯合成的作用有限，而白三烯是哮喘发病中重要的炎症递质。白三烯受体拮抗剂（LTRA）已被多个随机对照研究证实有效。对于低剂量吸入糖皮质激素未控制的哮喘患者，指南推荐增加激素或者加用白三烯受体拮抗剂或者 LABA。但研究发现在轻度持续性哮喘患者中白三烯受体拮抗剂的作用效果不如 ICS。在 1996 年 1 月—2009 年 11 月发表的 18 项前瞻性随机对照试验中，比较了吸入糖皮质激素和孟鲁司特用于治疗轻中度持续性哮喘患者的疗效，其中有 7 篇研究比较了吸入糖皮质激素和孟鲁司特治疗组需要使用全身激素的急性发作风险的差异。结果表明，与孟鲁司特相比，吸入糖皮质激素可显著降低需要使用全身激素的急性发作风险。Francine M Ducharme 等在 2010 年做了成人和儿童复发和（或）慢性哮喘的荟萃分析，共纳入 65 项临床试验，结果发现，作为单药治疗，吸入糖皮质激素显著优于白三烯受体拮抗剂，尤其是在缓解中度气道阻塞上，与目前指南推荐的一样，建议把吸入糖皮质激素作为首选的单药治疗。

目前大多数指南推荐茶碱可作为一种支气管扩张剂用于治疗大剂量激素控制效果欠佳的哮喘患者。在一个研究哮喘人群多达 13 000 人的队列研究中，研究证实相比茶碱，ICS 长期规律使用可大大减少患者的住院率。因茶碱不良反应多，且只有低剂量、低浓度的茶碱（血药浓度 $5 \sim 10mg/L$）具有抗炎和免疫调节效果，且治疗有效性不如 LABA，目前临床应用有一定局限性。但因茶碱的抗炎效果主要可通过恢复组蛋白去乙酰化酶（histone deacetylase，HDAC）活性从而对激素的抗炎机制起协同作用，茶碱目前主要用于治疗重症哮喘、吸烟的哮喘患者和慢性阻塞性肺疾病患者，因这些患者的 HDAC 活性多下降而导致激素的作用效果欠佳。一项针对青年重症哮喘患者的非对照研究发现，在联合使用激素、LABA、LAMA 和茶碱情况下患者的哮喘症状可控制，但在撤掉口服茶碱后可导致哮喘症状加重，且不能通过增加激素得到控制，这提示有部分重症哮喘患者可受益于茶碱。缓释茶碱可口服，患者依从性高，且价格便宜，因此也可用于单用激素效果欠佳的哮喘患者，但 ICS 联合 LABA 治疗效果仍明显优于茶碱联合激素治疗。

25. 吸入型糖皮质激素（ICS）用于治疗气道炎症的作用机制

哮喘是一种慢性气道炎症性疾病，其特点是 Th2 型炎症反应，气道中可见大量嗜酸性粒细胞和肥大细胞的浸润。Th2 型细胞因子如 IL-4 和 IL-5 分别在促进 B 细胞合成 IgE 和嗜酸性粒细胞存活中起着关键性作用。嗜酸性粒细胞趋化因子如 Eotaxin 等也在哮喘发病中起作用。ICS 常规使用可减少 T 淋巴细胞、嗜酸性粒细胞和肥大细胞的数量，并恢复上皮的完整性。很多研究提示常规 ICS 治疗能有效快速减少哮喘患者痰液中嗜酸性粒细胞的比例。因此，糖皮质激素被认为是治疗哮喘最有效的药物，因其可有效抑制淋巴细胞分泌的 Th2 细胞因子和上皮细胞分泌的 Eotaxin，从而保护气道。最近也有研究显示糖皮质激素能高度有效抑制转录因子 GATA-3，而 GATA-3 可活化 Th2 并释放 Th2 细胞因子。除此之外，ICS 还可以通过其他众多方式减轻气道炎症：①抑制其他炎症细胞如巨噬细胞、树突状细胞和气道上皮细胞等的生成、活化及其功能；②抑制其他白细胞介素（IL-1、IL-2、IL-6、IL-8）、粒细胞 - 巨噬细胞集落刺激因子（GM-CSF）等各种细胞因子的产生；③抑制磷脂酶 A_2、一氧化氮合酶、干扰素 -β、白三烯、血小板活化因子等炎症递质的产生和释放；④增加抗炎产物的合成；⑤抑制黏液分泌；⑥活化和提高气道平滑肌 $β_2$ 受体的反应性，增加细胞膜上 $β_2$ 受体的合成；⑦降低气道高反应性；⑧抗氧化应激。糖皮质激素（GC）通过与细胞内糖皮质激素受体（GR）结合，形成 GR- 激素复合体转运至核内，从而调节基因的转录，抑制各种细胞因子和炎症递质的基因转录和合成，增加各种抗炎蛋白的合成，从而发挥其强大的抗炎作用。因此，ICS 已经被认为是治疗哮喘的完美药物，可有效控制气道炎症，而因其局部作用方式从而大大减少全身的不良反应。即使是在最轻度的哮喘中也可能会出现严重的急性加重症状，而 ICS 被证实可有效预防其发生。ICS 这一重要的作用使 ICS 可被作为治疗哮喘的一线药物。然而，有些哮喘患者即使使用了高剂量的 ICS 后还是不能控制症状，这说明 ICS 并不能治疗所有的哮喘患者。

26. 目前吸入激素的种类和应用

目前治疗哮喘最主要的三类药物是 $β_2$ 受体激动剂、糖皮质激素和白三烯受体拮抗剂。绝大多数哮喘患者目前采用这些治疗药物，通过促进支气管平滑肌松弛（支气管扩张）和减少气道炎症而实现治疗目的。而其中 ICS 是哮喘治疗中最佳的抗炎药物。目前临床上常用的 ICS 主要剂型包括：①气雾剂：主要有以下4种。二丙酸倍氯米松（BDP，必可酮）于 1967 年问世，布地奈德（BUD，丁地去炎松、普米克）于 1974 年问世，丙酸氟替卡松（FP，辅舒酮）于 1993 年问世，环索奈德（CIC）于 2004 年问世。②干粉吸入剂：包括二丙酸倍氯米松碟剂、布地奈德粉吸入剂（普米克都保）、丙酸氟替卡松准纳器等。一般而言，干粉吸入装置使用比气雾剂方便，吸入下呼吸道的药物量也较多，局部不良反应轻，是目前较好的剂型。ICS 是哮喘长期治疗的首选药物。气雾剂和干粉吸入剂由于起效较慢，对患者的吸入技巧要求较高，因此不适用于急性和重度哮喘发作患者。③雾化溶液：BUD 溶液经以压缩空气或高流速氧气为动力的射流装置雾化吸入。该种方法对患者吸气配合要求不高、起效较快（数小时内），故适用于哮喘急性发作和重度哮喘发作时的治疗。除上述常用 ICS 剂型外，还有糠酸莫米松（MF）、氟尼缩松（FLU）和曲安奈德（TAA）等。国内使用的主要是 BDP、BUD 和 FP。这几种 ICS 临床使用的抗炎活性大小依次为：MF ≈ BDP ＞ BUD ＞ TAA

> FLU。全身 GC 的临床疗效主要受药物本身抗炎活性大小的影响，但 ICS 的有效性还要受投送 ICS 在肺内的沉积率等因素的影响，而 ICS 在肺内的沉积率又受药物的剂型、颗粒大小、配方、吸入技术等因素影响。

27. 吸入型糖皮质激素（ICS）和肺功能缺失

慢性阻塞性肺疾病患者的肺功能会进行性下降，而 ICS 在患者持续吸烟情况下并不能阻止该过程的产生。而在哮喘患者中，即使常规使用 ICS，哮喘患者不吸烟，哮喘患者的肺功能仍进行性下降，而这也对 ICS 在改善哮喘预后中的地位提出了质疑。ICS 可有效控制气道炎症，但在气道重塑中的作用很复杂。在给予持续性更高剂量的激素下才表现出小气道结构的改变，而另一方面，在一些儿童中发现气道重塑增加但并没有气道炎症。这些研究说明气道炎症和气道重塑很可能是独立的过程，由不同的细胞因子和生长因子网络控制，而糖皮质激素则主要作用于 Th2 型炎症反应。近期研究表明支气管收缩在气道重塑中起重要作用，因此这可作为阻止肺功能下降的治疗策略。因此，在早期哮喘患者中联合 ICS 和 LABA 可起到最大效果的气道保护作用，可减少气道重塑的可能。

28. 吸入型糖皮质激素（ICS）对难治性哮喘效果欠佳

The Gaining Optimal Asthma Control（GOAL）study 表明绝大多数哮喘患者在常规使用 ICS/LABA 后很大程度上症状消失，这一治疗策略也可有效阻止绝大多数哮喘的急性发作，但仍有一小部分哮喘患者，即难治性 / 重症哮喘患者对该治疗无效。目前有 1% ～ 5% 哮喘患者被认为是难治性 / 重症哮喘患者，占了大多数哮喘患者的医疗花费。这一表型表现为即使给予高剂量的 ICS 或者使用口服激素仍不能控制，经常需要联合其他控制性药物如 LABA、白三烯受体拮抗剂或者茶碱。这也说明激素在治疗该类哮喘表型中的局限性。早期研究发现这些哮喘患者即使常规使用抗炎药物，但仍存在持续性嗜酸性粒细胞性或者中性粒细胞性气道炎症，提示激素并不能有效控制该类哮喘患者的气道炎症。而之后的研究证实在增加激素的吸入剂量或者全身给予糖皮质激素后仍可改善嗜酸性粒细胞性气道炎症，改善肺功能和控制哮喘症状，减少急性发作。这些研究表明激素在治疗嗜酸性粒细胞性气道炎症中的敏感性下降，而非真正的抵抗。

29. 激素抵抗的分子机制

目前研究表明糖皮质激素和 β_2 受体激动剂在分子水平有正向作用。糖皮质激素可增加 β_2 受体激动剂受体的转录水平，从而可增加细胞表面受体的表达。另一方面，有越来越多的证据表明，β_2 受体激动剂可促进糖皮质激素的作用效果，可促进 GR 的转录，因此，可在基因水平增加 GR 和糖皮质激素反应元件的结合。然而，重症哮喘患者对糖皮质激素的反应弱，即使与 β_2 受体激动剂结合，仍需要高剂量激素，且部分患者仍完全抵抗，吸烟的哮喘患者相对来说对糖皮质激素抵抗更多，且需要增加糖皮质激素的剂量以达到控制症状的目的。目前也证实了重症哮喘患者对激素抵抗的其他可能机制。GC 需要通过提高组蛋白去乙酰化酶 2（HDAC2）的活性以最大限度地抑制炎性细胞因子的产生，但吸烟可能降低 HDAC2 的活性，因而 GC 对炎症因子抑制作用减弱，故在吸烟的哮喘患者和重症哮喘患者中，关键性 HDAC2 的表达和活性皆下降，由此阻止了糖皮质激素在抑制活化的炎症表达基因的作用。在激素抵抗哮喘患者中，其他机制也可导致糖皮质激素的不敏感，包括因 MAPK 激酶的磷酸化和异常组蛋白乙酰化作用而导致 GR 转录水平下降。另一个可能的机制是 GR-β 的增加，可阻止 GR 与 DNA 结合，但证据并不充分，因 GR-β 的表达量太低不足以解释糖皮质激素的不敏感性。另外，吸烟者因 TNF-α 水平上升可引起 GR-β 数目增多，导致对 GC 治疗不敏感。Th17 细胞可能参与了一些重症哮喘患者的中性粒细胞性炎症，且这些细胞大多数都是激素抵抗的。

30. 对吸入型糖皮质激素（ICS）治疗有反应的预测因素

众多大宗随机对照临床试验表明哮喘患者对 ICS 的反应是各有差异的。目前所知，不同哮喘患者对 ICS 的反应是因人而异并具有高度异质性的，有超过 40% 患者对短期治疗效果无反应。持续性嗜酸性粒细胞性气道炎症是对短期 ICS 治疗有反应的很好预测因子。高 FeNO 水平（＞47 ppb）可预测 ICS 对慢性呼吸道症状的治疗反应。气道中表现为 Th2 型细胞因子则表明 ICS 治疗后可快速改善肺功能。非嗜酸性粒细胞性哮喘对 ICS 的治疗反应有限，而在中性粒细胞性气道炎症则对 ICS 的反应更弱，这也从侧面反映了 ICS 在控制 COPD 患者气道炎症的局限性。

近期研究高度证实了遗传背景在 ICS 长期治疗改善肺功能中的重要作用。一些随机临床研究发现糖皮质激素诱导转录 1 基因的功能性突变与 ICS 治疗反应性下降相关。目前研究发现，糖皮质激素的反应可通过肺功能或者短期生活质量的改善来评价。然而目前并没有很多证据证实拒绝长期使用 ICS 的哮喘患者的急性加重风险会因此增加。目前需要更多新的长期性前瞻性研究，通过将哮喘急性加重作为主要观察终点以证实该观点。

31. 未来尚需研制出可适用于难治性哮喘的药物配合吸入型糖皮质激素（ICS）治疗

如很多慢性疾病一样，目前哮喘治疗的主要问题在于长期维持治疗的患者依从性差，采用 ICS 治疗方案的哮喘患者也会因吸入方法的不当而无法得到有效的治疗。且糖皮质激素并不能快速有效的控制哮喘症状，因此导致了其治疗依从性差。尽管在众多随机对照研究中已证实 ICS 优于白三烯受体拮抗剂，但近期英国的一项研究却表明 ICS 在哮喘控制中并没有更多的优越性。SMART 研究（信必可）提出无论是否需要使用快速支气管扩张剂，患者都需要吸入固定剂量的激素。该观点目前已经在很多随机对照临床研究中被证实，且已经有效应用于临床实践中。SMART 治疗方法也已经被证实可有效减轻重症哮喘的急性加重症状。

毫无疑问，ICS 可有效控制哮喘症状并在近 20 年内大大降低西方国家哮喘患者的病死率。ICS 可有效控制 Th2 型炎症反应，可抑制肥大细胞和嗜酸性粒细胞性气道炎症，但 ICS 对固有免疫诱导的中性粒细胞性炎症作用弱，且在逆转气道重构和改善肺功能上存在矛盾。同时也应研制出理想药物以增加哮喘治疗的有效性，因 ICS 通过其气道抗炎作用控制哮喘气道炎症，因此改善 ICS 的沉积特点，减少 ICS 口咽部沉积可减少上气道的不良反应，并提高脂溶性，一天一次的剂量能有效控制哮喘，可最终改善哮喘患者 ICS 使用的患者依从性，并具有高度安全性。

尽管目前 ICS 在哮喘治疗上具有重要作用，但仍需要研制出可适用于难治性哮喘的药物，以作为 ICS/LABA 互补治疗，或许可作为治疗轻中度非嗜酸性粒细胞性哮喘的一线治疗。

参考文献

1. Djukanović R, Roche WR, Wilson JW, et al.Mucosal inflammation in asthma.Am Rev Respir Dis, 1990, 142（2）：434-457.

2. Solway J, Fredberg JJ.Perhaps airway smooth muscle dysfunction contributes to asthmatic bronchial hyperresponsiveness after all.Am J Respir Cell Mol Biol, 1997, 17（2）：144-146.

3. Masoli M, Fabian D, Holt S, et al.The global burden of asthma: executive summary of the GINA Dissemination Committee report.Allergy, 2004, 59 (5): 469-478.

4. British Thoracic Society, Scottish Intercollegiate Guidelines Network.British guideline on the management of asthma.Thorax. 2003, 58 Suppl 1:i1-94.

5. Barnes PJ.Will it be steroids for ever? Clin Exp Allergy, 2005, 35 (7): 843-845.

6. Brown HM, Storey G, George WH.Beclomethasone dipropionate: a new steroid aerosol for the treatment of allergic asthma.Br Med J, 1972, 1 (5800): 585-590.

7. Gaddie J, Petrie GR, Reid IW, et al.Aerosol beclomethasone dipropionate: a dose-response study in chronic bronchial asthma.Lancet, 1973, 2 (7824): 280-281.

8. Kriz RJ, Chmelik F, doPico G, et al.A short-term double-blind trial of aerosol triamcinolone acetonide in steroid-dependent patients with severe asthma.Chest, 1976, 69 (4): 455-460.

9. Gerdtham UG, Hertzman P, Jönsson B, et al.Impact of inhaled corticosteroids on acute asthma hospitalization in Sweden 1978 to 1991.Med Care, 1996, 34 (12): 1188-1198.

10. Suissa S, Ernst P, Benayoun S, et al.Low-dose inhaled corticosteroids and the prevention of death from asthma.N Engl J Med, 2000, 343 (5): 332-336.

11. Tamm M, Richards DH, Beghé B, et al.Inhaled corticosteroid and long-acting β 2-agonist pharmacological profiles: effective asthma therapy in

practice.Respir Med, 2012, 106 Suppl 1:S9-19.

12. Castro-Rodriguez JA, Rodrigo GJ.The role of inhaled corticosteroids and montelukast in children with mild-moderate asthma: results of a systematic review with meta-analysis.Arch Dis Child, 2010, 95 (5): 365-370.

13. Chauhan BF, Ducharme FM.Anti-leukotriene agents compared to inhaled corticosteroids in the management of recurrent and/or chronic asthma in adults and children.Cochrane Database Syst Rev, 2012, (5): CD002314.

14. Blais L, Ernst P, Boivin JF, et al.Inhaled corticosteroids and the prevention of readmission to hospital for asthma.Am J Respir Crit Care Med, 1998, 158 (1): 126-132.

15. Shah L, Wilson AJ, Gibson PG, et al.Long acting beta-agonists versus theophylline for maintenance treatment of asthma.Cochrane Database Syst Rev, 2003, (3): CD001281.

16. Ito K, Lim S, Caramori G, et al.A molecular mechanism of action of theophylline: Induction of histone deacetylase activity to decrease inflammatory gene expression.Proc Natl Acad Sci U S A, 2002, 99 (13): 8921-8926.

17. Brenner M, Berkowitz R, Marshall N, et al.Need for theophylline in severe steroid-requiring asthmatics.Clin Allergy, 1988, 18 (2): 143-150.

18. Kay AB.Allergy and allergic diseases. First of two parts.N Engl J Med, 2001, 344 (1): 30-37.

19. Corrigan C.The eotaxins in asthma and allergic inflammation:

implications for therapy.Curr Opin Investig Drugs, 2000, 1 (3): 321-328.

20. Djukanović R, Wilson JW, Britten KM, et al.Effect of an inhaled corticosteroid on airway inflammation and symptoms in asthma.Am Rev Respir Dis, 1992, 145 (3): 669-674.

21. Laitinen LA, Laitinen A, Haahtela T.A comparative study of the effects of an inhaled corticosteroid, budesonide, and a beta 2-agonist, terbutaline, on airway inflammation in newly diagnosed asthma: a randomized, double-blind, parallel-group controlled trial.J Allergy Clin Immunol, 1992, 90 (1): 32-42.

22. Aldridge RE, Hancox RJ, Robin Taylor D, et al.Effects of terbutaline and budesonide on sputum cells and bronchial hyperresponsiveness in asthma.Am J Respir Crit Care Med, 2000, 161 (5): 1459-1464.

23. Fahy JV, Boushey HA.Effect of low-dose beclomethasone dipropionate on asthma control and airway inflammation.Eur Respir J, 1998, 11 (6): 1240-1247.

24. Jatakanon A, Lim S, Chung KF, et al.An inhaled steroid improves markers of airway inflammation in patients with mild asthma.Eur Respir J, 1998, 12 (5): 1084-1088.

25. van Rensen EL, Straathof KC, Veselic-Charvat MA, et al, Effect of inhaled steroids on airway hyperresponsiveness, sputum eosinophils, and exhaled nitric oxide levels in patients with asthma.Thorax,1999,54 (5): 403-408.

26. RJ Meijer, HA Kerstjens, LR Arends, et al.Effects of inhaled fluticasone and oral prednisolone on clinical and inflammatory parameters in

patients with asthma.Thorax, 1999, 54 (10): 894-899.

27. Lilly CM, Nakamura H, Kesselman H, et al.Expression of eotaxin by human lung epithelial cells: induction by cytokines and inhibition by glucocorticoids.J Clin Invest, 1997, 99 (7): 1767-1773.

28. Maneechotesuwan K, Yao X, Ito K, et al.Suppression of GATA-3 nuclear import and phosphorylation: a novel mechanism of corticosteroid action in allergic disease.PLoS Med, 2009, 6 (5): e1000076.

29. Schröder NW, Crother TR, Naiki Y, et al.Innate immune responses during respiratory tract infection with a bacterial pathogen induce allergic airway sensitization.J Allergy Clin Immunol, 2008, 122 (3): 595-602.e5.

30. Patel KK, Vicencio AG, Du Z, et al.Infectious Chlamydia pneumoniae is associated with elevated interleukin-8 and airway neutrophilia in children with refractory asthma.Pediatr Infect Dis J, 2010, 29 (12): 1093-1098.

31. Pauwels RA, Pedersen S, Busse WW, et al.Early intervention with budesonide in mild persistent asthma: a randomised, double-blind trial. Lancet, 2003, 361 (9363): 1071-1076.

32. National Asthma Education and Prevention Program.Expert Panel Report 3 (EPR-3): Guidelines for the Diagnosis and Management of Asthma-Summary Report 2007.J Allergy Clin Immunol, 2007, 120 (5 Suppl): S94-138.

33. Pauwels RA, Löfdahl CG, Laitinen LA, et al.Long-term treatment with inhaled budesonide in persons with mild chronic obstructive pulmonary disease who continue smoking. European Respiratory Society

Study on Chronic Obstructive Pulmonary Disease.N Engl J Med, 1999, 340 (25): 1948-1953.

34. O' Byrne PM, Pedersen S, Busse WW, et al.Effects of early intervention with inhaled budesonide on lung function in newly diagnosed asthma.Chest, 2006, 129 (6): 1478-1485.

35. James AL, Palmer LJ, Kicic E, et al.Decline in lung function in the Busselton Health Study: the effects of asthma and cigarette smoking.Am J Respir Crit Care Med, 2005, 171 (2): 109-114.

36. Lange P, Parner J, Vestbo J, et al.A 15-year follow-up study of ventilatory function in adults with asthma.N Engl J Med, 1998, 339 (17): 1194-1200.

37. Sont JK, Willems LN, Bel EH, et al.Clinical control and histopathologic outcome of asthma when using airway hyperresponsiveness as an additional guide to long-term treatment. The AMPUL Study Group.Am J Respir Crit Care Med, 1999, 159 (4 Pt 1): 1043-1051.

38. Ward C, Pais M, Bish R, et al.Airway inflammation, basement membrane thickening and bronchial hyperresponsiveness in asthma.Thorax, 2002, 57 (4): 309-316.

39. Cokuğraş H, Akçakaya N, Seçkin, et al.Ultrastructural examination of bronchial biopsy specimens from children with moderate asthma.Thorax, 2001, 56 (1): 25-29.

40. Jenkins HA, Cool C, Szefler SJ, et al.Histopathology of severe childhood asthma: a case series.Chest, 2003, 124 (1): 32-41.

41. Davies DE, Wicks J, Powell RM, et al.Airway remodeling in asthma: new insights.J Allergy Clin Immunol, 2003, 111 (2): 215-225;

quiz 226.

42. Grainge CL, Lau LC, Ward JA, et al.Effect of bronchoconstriction on airway remodeling in asthma.N Engl J Med, 2011, 364 (21): 2006-2015.

43. Bateman ED, Boushey HA, Bousquet J, et al.Can guideline-defined asthma control be achieved？ The Gaining Optimal Asthma ControL study.Am J Respir Crit Care Med, 2004, 170 (8): 836-844.

44. Barnes NC.Can guideline-defined asthma control be achieved？ The Gaining Optimal Asthma Control study.Am J Respir Crit Care Med, 2004, 170 (8): 830-831.

45. Antonicelli L, Bucca C, Neri M, et al.Asthma severity and medical resource utilisation.Eur Respir J, 2004, 23 (5): 723-729.

46. Barnes PJ, Jonsson B, Klim JB.The costs of asthma.Eur Respir J, 1996, 9 (4): 636-642.

47. Godard P, Chanez P, Siraudin L, et al.Costs of asthma are correlated with severity: a 1-yr prospective study.Eur Respir J,2002,19 (1): 61-67.

48. Serra-Batlles J, Plaza V, Morejón E, et al.Costs of asthma according to the degree of severity.Eur Respir J, 1998, 12 (6): 1322-1326.

49. Proceedings of the ATS workshop on refractory asthma: current understanding, recommendations, and unanswered questions. American Thoracic Society.Am J Respir Crit Care Med, 2000, 162 (6): 2341-2351.

50. Chanez P, Wenzel SE, Anderson GP, et al.Severe asthma in adults: what are the important questions？ J Allergy Clin Immunol, 2007,

119 (6): 1337-1348.

51. Jatakanon A, Uasuf C, Maziak W, et al.Neutrophilic inflammation in severe persistent asthma.Am J Respir Crit Care Med, 1999, 160 (5 Pt 1): 1532-1539.

52. Louis R, Lau LC, Bron AO, et al.The relationship between airways inflammation and asthma severity.Am J Respir Crit Care Med, 2000, 161 (1): 9-16.

53. Wenzel SE, Schwartz LB, Langmack EL, et al.Evidence that severe asthma can be divided pathologically into two inflammatory subtypes with distinct physiologic and clinical characteristics.Am J Respir Crit Care Med, 1999, 160 (3): 1001-1008.

54. ten Brinke A, Grootendorst DC, Schmidt JT, et al.Chronic sinusitis in severe asthma is related to sputum eosinophilia.J Allergy Clin Immunol, 2002, 109 (4): 621-626.

55. The ENFUMOSA cross-sectional European multicentre study of the clinical phenotype of chronic severe asthma. European Network for Understanding Mechanisms of Severe Asthma.Eur Respir J, 2003, 22 (3): 470-477.

56. ten Brinke A, Zwinderman AH, Sterk PJ, et al. "Refractory" eosinophilic airway inflammation in severe asthma: effect of parenteral corticosteroids.Am J Respir Crit Care Med, 2004, 170 (6): 601-605.

57. Green RH, Brightling CE, McKenna S, et al.Asthma exacerbations and sputum eosinophil counts: a randomised controlled trial. Lancet, 2002, 360 (9347): 1715-1721.

58. Jayaram L, Pizzichini MM, Cook RJ, et al.Determining asthma

treatment by monitoring sputum cell counts: effect on exacerbations.Eur Respir J, 2006, 27 (3): 483-494.

59. Baraniuk JN, Ali M, Brody D, et al.Glucocorticoids induce beta2-adrenergic receptor function in human nasal mucosa.Am J Respir Crit Care Med, 1997, 155 (2): 704-710.

60. Mak JC, Nishikawa M, Barnes PJ.Glucocorticosteroids increase beta 2-adrenergic receptor transcription in human lung.Am J Physiol, 1995, 268 (1 Pt 1): L41-46.

61. Roth M, Johnson PR, Rüdiger JJ, et al.Interaction between glucocorticoids and beta2 agonists on bronchial airway smooth muscle cells through synchronised cellular signalling.Lancet, 2002, 360 (9342): 1293-1299.

62. Thomson NC, Spears M.The influence of smoking on the treatment response in patients with asthma.Curr Opin Allergy Clin Immunol, 2005, 5 (1): 57-63.

63. Barnes PJ, Adcock IM.Glucocorticoid resistance in inflammatory diseases.Lancet, 2009, 373 (9678): 1905-1917.

64. Barnes PJ.Histone deacetylase-2 and airway disease.Ther Adv Respir Dis, 2009, 3 (5): 235-243.

65. Barnes PJ.Reduced histone deacetylase in COPD: clinical implications.Chest, 2006, 129 (1): 151-155.

66. Hew M, Bhavsar P, Torrego A, et al.Relative corticosteroid insensitivity of peripheral blood mononuclear cells in severe asthma.Am J Respir Crit Care Med, 2006, 174 (2): 134-141.

67. Ito K, Ito M, Elliott WM, et al.Decreased histone deacetylase

activity in chronic obstructive pulmonary disease.N Engl J Med, 2005, 352
(19): 1967-1976.

68. Irusen E, Matthews JG, Takahashi A, et al.p38 Mitogen-activated
protein kinase-induced glucocorticoid receptor phosphorylation reduces its
activity: role in steroid-insensitive asthma.J Allergy Clin Immunol, 2002,
109 (4): 649-657.

69. Matthews JG, Ito K, Barnes PJ, et al.Defective glucocorticoid
receptor nuclear translocation and altered histone acetylation patterns in
glucocorticoid-resistant patients.J Allergy Clin Immunol, 2004, 113 (6):
1100-1108.

70. Goleva E, Li LB, Eves PT, et al.Increased glucocorticoid receptor
beta alters steroid response in glucocorticoid-insensitive asthma.Am J Respir
Crit Care Med, 2006, 173 (6): 607-616.

71. Pujols L, Mullol J, Picado C.Alpha and beta glucocorticoid
receptors: relevance in airway diseases.Curr Allergy Asthma Rep,2007,7(2):
93-99.

72. Li LB, Leung DY, Martin RJ, et al.Inhibition of histone
deacetylase 2 expression by elevated glucocorticoid receptor beta in steroid-
resistant asthma.Am J Respir Crit Care Med, 2010, 182 (7): 877-883.

73. Alcorn JF, Crowe CR, Kolls JK.TH17 cells in asthma and COPD.
Annu Rev Physiol, 2010, 72:495-516.

74. McKinley L, Alcorn JF, Peterson A, et al.TH17 cells mediate
steroid-resistant airway inflammation and airway hyperresponsiveness in
mice.J Immunol, 2008, 181 (6): 4089-4097.

75. Szefler SJ, Martin RJ, King TS, et al.Significant variability

in response to inhaled corticosteroids for persistent asthma.J Allergy Clin Immunol，2002，109（3）：410-418.

76. Drazen JM，Silverman EK，Lee TH.Heterogeneity of therapeutic responses in asthma.Br Med Bull，2000，56（4）：1054-1070.

77. Berry M，Morgan A，Shaw DE，et al.Pathological features and inhaled corticosteroid response of eosinophilic and non-eosinophilic asthma. Thorax，2007，62（12）：1043-1049.

78. Meijer RJ，Postma DS，Kauffman HF，et al.Accuracy of eosinophils and eosinophil cationic protein to predict steroid improvement in asthma.Clin Exp Allergy，2002，32（7）：1096-1103.

79. Pavord ID，Brightling CE，Woltmann G，et al.Non-eosinophilic corticosteroid unresponsive asthma.Lancet，1999，353（9171）：2213-2214.

80. Smith AD，Cowan JO，Brassett KP，et al.Exhaled nitric oxide: a predictor of steroid response.Am J Respir Crit Care Med，2005，172（4）：453-459.

81. Woodruff PG，Modrek B，Choy DF，et al.T-helper type 2-driven inflammation defines major subphenotypes of asthma.Am J Respir Crit Care Med，2009，180（5）：388-395.

82. Bacci E，Cianchetti S，Bartoli M，et al.Low sputum eosinophils predict the lack of response to beclomethasone in symptomatic asthmatic patients.Chest，2006，129（3）：565-572.

83. Green RH，Brightling CE，Woltmann G，et al.Analysis of induced sputum in adults with asthma: identification of subgroup with isolated sputum neutrophilia and poor response to inhaled corticosteroids.Thorax，2002，57

（10）：875-879.

84. Culpitt SV, Maziak W, Loukidis S, et al.Effect of high dose inhaled steroid on cells, cytokines, and proteases in induced sputum in chronic obstructive pulmonary disease.Am J Respir Crit Care Med, 1999, 160 (5 Pt 1)：1635-1639.

85. Keatings VM, Jatakanon A, Worsdell YM, et al.Effects of inhaled and oral glucocorticoids on inflammatory indices in asthma and COPD.Am J Respir Crit Care Med, 1997, 155 (2)：542-548.

86. Cochrane MG, Bala MV, Downs KE, et al.Inhaled corticosteroids for asthma therapy: patient compliance, devices, and inhalation technique. Chest, 2000, 117 (2)：542-550.

87. Price D, Musgrave SD, Shepstone L, et al.Leukotriene antagonists as first-line or add-on asthma-controller therapy.N Engl J Med, 2011, 364 (18)：1695-1707.

88. Barnes PJ.Scientific rationale for using a single inhaler for asthma control.Eur Respir J, 2007, 29 (3)：587-595.

89. Louis R, Joos G, Michils A, et al.A comparison of budesonide/ formoterol maintenance and reliever therapy vs. conventional best practice in asthma management.Int J Clin Pract, 2009, 63 (10)：1479-1488.

重症哮喘的诊治新进展

随着哮喘治疗药物及吸入装置的不断发展，大部分的哮喘患者在接受正规治疗后症状可得到有效控制。然而，有 5% ～ 10% 患者在充分的治疗下仍表现为哮喘未控制，即所谓的重症哮喘。该人群的病死率显著高于普通哮喘患者。因此，识别并有效管理这一人群成为当前全球哮喘防治工作的重中之重。

32. 重症哮喘定义的沿革

重症哮喘，也称难治性哮喘、脆性哮喘以及激素抵抗性哮喘。其最早的定义出现在 20 世纪末，1999 年欧洲呼吸学会（ERS）将其描述为"呼吸专科医师依据指南指导，进行＞6个月的哮喘治疗，使用合理剂量ICS治疗的同时仍需要短效β受体激动剂治疗的未控制哮喘"。2000年美国胸科学会（ATS）将其归纳为两个主要标准：在过去的1年中，需要高剂量ICS或口服激素、累计＞6个月需要上述药物维持治疗；以及次要标准：需要其他控制药物、疾病的稳定性、急性发作和肺功能改变。2003年，欧洲重症哮喘协作组提出在口服激素或高剂量ICS的前提下，过去1年仍有＞1次急性发作的典型哮喘为重症哮喘。2007年，重症哮喘国际工作组巴黎会议再次讨论并更新重症哮喘的定义：经过全面再评估明确是哮喘诊断，同时评价潜在的并存病以及环境因素，观察期至少6个月。

又经过7年的沉淀，ATS/ERS于2014年联合发表了首个重症哮喘的全球指南。最新版的重症哮喘指南定义：在过去1年中需要GINA指南4～5级治疗（高剂量ICS+LABA或白三烯受体拮抗剂/茶碱）或超过一半时间需要使用全身激素治疗来维持哮喘控制；高剂量ICS、全身激素或其他生物制剂减量过程中哮喘从控制变成未控制；以及接受上述治疗前提下仍未达到控制均称为重症哮喘。指南又进一步明确指出"未控制"可定义为包括以下至少一条：①哮喘症状：ACQ评分持续＞1.5，哮喘控制测试（ACT）

评分＜ 20，或依据美国国家哮喘教育和预防项目 / 全球哮喘防治创议（NAEPP/GINA）指南，归类为"未良好控制"；②频繁急性发作：过去 1 年需要至少两次全身激素治疗，每次＞ 3 天；③严重的急性发作：过去 1 年中至少一次住院、入住 ICU 病房或需要机械通气；④气流受限：在充分支气管舒张之后 $FEV_1\%$ ＜ 80%（FEV_1/FVC 小于正常下限）。同时，2014 版重症哮喘指南量化了高剂量吸入激素的概念（表 2）。

表 2　高剂量吸入激素

吸入激素种类	每日高剂量的阈值（μg）
二丙酸倍氯米松	≥ 2000（DPI or CFC MDI）或 ≥ 1000（HFA MDI）
布地奈德	≥ 1600（MDI 或 DPI）
环索奈德	≥ 320（HFA MDI）
丙酸氟替卡松	≥ 1000（HFA MDI 或 DPI）
糠酸莫米松	≥ 800（DPI）
曲安奈德	≥ 2000

注：CFC 为氯氟烷制剂，HFA 为氢氟烷制剂，DPI 为干粉吸入剂，MDI 为准纳器

相比过去对于重症哮喘的定义，新版重症哮喘定义更加明晰且更具有临床可操作性，把重点放在治疗反应性

上，明确指出对于高剂量 ICS+LABA 或白三烯受体拮抗剂
/ 茶碱以及全身激素高度依赖是重症哮喘的核心表现。该定
义言简意赅，对于临床工作具有较好的指导性。相比早期
GINA 指南把关注点集中在以"症状"为导向的定义，这
是目前定义的一大进步。其次，新版指南明确了"哮喘未
控制"的概念：症状、急性加重频率、严重急性事件以及
肺功能。这实则揭示了重症哮喘的另一主要特点：异质性。
定义指导临床医生在重症哮喘患者的管理中，不但要关注
"症状"为主导的主观表现，还要重视"气流受限"为特征
的客观指标，综合评估治疗的有效性和安全性。

33. 表型——探索重症哮喘的必由之路

表型是一组复杂但可测量的机体参数组合，它受基因
和环境因素的相互作用，其相对稳定，但也会随时间出现
变化。表型整合了生物学特征及临床表现，涵盖基因、分
子、细胞、结构和功能。设置表型的概念旨在预测疾病转
归、改善疾病的治疗效果。大量的研究结果表明重症哮喘
不仅仅是单纯的喘息性疾病，而是一组具有典型异质性的
临床综合征。故而，依靠喘息症状结合可逆性气流受限的
传统观点来评估重症哮喘显然是片面的。哮喘表型作为近

年来哮喘研究的一大热点，成为全面认识重症哮喘的重要工具。

目前，仍然没有一种表型能完美地涵盖和区别重症哮喘，但越来越多的证据提示重症哮喘表型与遗传因素、哮喘发病年龄、病程、急性加重、鼻窦疾病以及炎性特征相关。其中，嗜酸性粒细胞炎症、Th2 型免疫应答以及肥胖可能成为指导治疗选择的表型依据。国际重症哮喘研究计划（Severe Asthma Research Program，SARP）纳入 726 例哮喘患者，对其临床资料进行聚类分析，结果分出 5 个不同的表型：轻度、中度、重度早发过敏型、重度晚发肥胖型（该型多为中老年妇女，FEV$_1$ 轻度下降，常需要口服激素）以及极重度晚发长病程弱过敏型。英国胸科学会重症哮喘协作组对注册的重症哮喘患者做了聚类分析并进行 3 年的随访，从而评估不同表型患者的结局以及表型的稳定性。他们将重症哮喘分为 5 型：①过敏早发型。②肥胖晚发型。③相对轻症型。④晚发嗜酸性粒细胞型。⑤固定气流受限型。随访结果提示：口服激素量与体重指数呈正相关，这也与早些的研究结果相匹配；①、②、④型急性加重的频率较低，且在②和④型中频率与患者外周血嗜酸性粒细胞计数相关；超过半数的患者在 3 年随访期内表型稳定，但在④型中有 25% 患者出现了表型转化。此外，炎症类型也是指导哮喘分型的重要依据。识别嗜酸性粒细胞炎症以及 Th2 型炎症对于预测急性加重的风险、对激素的反应性和对生物制剂靶向治疗的疗效均有较高的价值。然而，直接在气道内取样侵入性大、风险高。故寻找一种可替代的指标迫在眉睫。诱导痰作为一种简单易行的操作，已广泛用于气道炎症的评价。痰液中中性粒细胞的计数被证实与哮喘严重程度正相关。最近的一篇 meta 分析发现 FeNO、血嗜酸性粒细胞以及 IgE 也有较强的诊断效能，血嗜酸性粒细胞、血嗜酸性粒细胞 / 淋巴细胞以及血嗜酸性粒细胞 / 中性粒细胞也可以准确预测哮喘的严重性。

关于哮喘表型的研究方兴未艾，但表型的价值绝不仅仅是基于统计学上的聚类差异，其最终的落脚点在于和哮喘的内因型（endotype）相结合，从而评估疾病风险、指导哮喘治疗。

34. 准确全面的诊断是重症哮喘管理的基石

明确重症哮喘的诊断无疑是获得良好疗效的前提。前面我们已经提到当前重症哮喘定义的两大核心为治疗反应性和异质性。因此，我们在评估一个患者是否是重症哮喘时要从以下三个方面去考虑：①是否是哮喘。②并存病以及影响因素。③表型。

既往的文献报告提示有 12% ～ 30% 的非哮喘患者被误诊为难治性哮喘，长期接受高级别的哮喘治疗，不但症状无法得到控制，而且激素等治疗可能引发各种不良反应。因此，明确哮喘诊断应该严格按照如下流程：①仔细的病史回顾，尤其关注呼吸困难、咳嗽、喘息、胸闷以及夜间憋醒症状；②详细询问诱发症状的环境及职业因素；③肺功能检查明确提示气流受限：舒张前后流速容量环测定，必要时可行乙酰甲胆碱 / 运动激发试验、弥散功能测定；④排除其他喘息性疾病，如声带功能异常、慢性阻塞性肺疾病、闭塞性细支气管炎、先天性心脏病、过敏性肺泡炎、嗜酸性粒细胞肺炎、肺栓塞、异物、继发性气管支气管软化症、Churg-Strauss 综合征。2014 版重症哮喘指南推荐当患者病史不典型时，可进一步行胸部高分辨率 CT 加以鉴别。

明确哮喘诊断之后，则需要评估导致哮喘持续"未控制"的原因。表 3 列出了常见的并存病以及导致哮喘"未控制"的主要原因。有几种情况需要特别强调：首先，用药的患者依从性差是导致哮喘控制不佳最常见的原因，医师需要充分与患者沟通，了解依从性差的原因，告知其治疗的必要性以及其他治疗选择，以获取患者的配合。其次，不正确的吸入方法也是需要关注的原因。这就要求医生在患者每次就诊的时候检查患者的吸入方法是否正确。再次，皮肤或血浆变应原检测在成人虽然暂无明确证据证实与哮喘严重性相关，但脱离变应原无疑对哮喘控制有帮助；鼻窦炎、鼻息肉、胃食管反流病及肥胖均被证实与难治性哮喘相关，但针对并存病的治疗对哮喘控制是否获益至今尚无定论；吸烟以及环境因素，尤其是霉菌暴露、PM2.5，也可能是导致哮喘难以控制的重要因素。此外，重症哮喘患者的焦虑和抑郁状态往往被临床医生所忽视，必要的心理干预也可以改善哮喘的控制水平。

重症哮喘诊断的第三步则是确定哮喘表型。如前所述：哮喘，尤其是重症哮喘是一组异质性极大的临床综合征。因此明确其表型对判断预后和指导治疗有重要意义。前文已具体阐述重症哮喘表型的类别，此处不再赘述。

表3　哮喘的并存病以及影响因素

鼻窦炎/鼻息肉
心理因素
声带功能异常
肥胖
烟草

过度通气综合征

激素相关：经前、经期、更年期、甲状腺功能异常

胃食管反流病

药物：阿司匹林、非甾体类药物、β 受体阻滞剂、ACEI

35. 恰当的治疗是重症哮喘控制的落脚点

（1）糖皮质激素

气道慢性炎症是哮喘的核心病理生理改变，因此糖皮质激素作为炎症抑制剂是哮喘治疗的基石。但从重症哮喘的定义我们不难发现：这类患者对激素普遍不敏感，但潜在机制不明。现有的临床研究发现激素不敏感与肥胖、吸烟、低维生素 D 水平以及非嗜酸性粒细胞炎症 / 非 Th2 型炎症表型相关。但即使嗜酸性粒细胞炎症 /Th2 型炎症为主（高 IL-5/IL-13 等 Th2 型炎症因子）的重症哮喘患者，给予高剂量的 ICS（维持剂量的 4 倍，2400 ~ 4000μg 的倍氯米松或等同剂量）仍无法缓解其炎症状态，而需要适时加入口服激素治疗。然而，口服激素治疗的起始时间仍存在争议，依据笔者的经验，建议使用 3 倍于维持剂量 ICS 仍为哮喘未控制时，则考虑使用口服激素治疗。也有一些研

究尝试使用曲安西龙肌内注射来改善嗜酸性粒细胞炎症和气流受限，也取得了一定的临床疗效。

（2）β₂受体激动剂和胆碱能受体阻滞剂

短效 β_2 受体激动剂及长效肾上腺素 β_2 受体激动剂均可用于重症哮喘的治疗，但单用 SABA/LABA 而不联合 ICS 会增加哮喘患者的病死率。在重症哮喘治疗的过程中，LABA 的使用剂量常会超过指南的推荐剂量，目前尚无证据提示这种"超剂量"使用是否获益，也不清楚是否有相对安全的上限剂量，主要还是依据疗效以及不良反应综合调整。

噻托溴铵与高剂量 ICS 联合使用可以显著提高重症哮喘患者的 FEV_1，减少严重急性发作和急救药物的用量而被广泛运用。异丙托溴铵作为一种症状缓解剂可以减少 SABA 的过量使用，可用于控制哮喘症状，但长期规律使用异丙托溴铵并不被指南所推荐。

（3）茶碱和白三烯受体拮抗剂

小剂量茶碱已常规用于哮喘治疗，但对于重症哮喘是否有效尚无直接证据。尽管如此，目前的指南仍推荐小剂量使用缓释茶碱来改善激素不敏感性。白三烯受体拮抗剂用于重症哮喘的治疗暂无明确依据，零星的研究关注其在中重度哮喘中的治疗地位：当白三烯受体拮抗剂与 ICS 联合而不使用 LABA 时，可部分改善患者肺功能水平。

（4）抗真菌治疗

真菌暴露是导致哮喘控制效果不佳的重要原因。变态反应性支气管肺曲霉菌病（ABPA）则是机体对曲霉菌属过敏导致哮喘持续发作的典型表现。2006 年，Denning 提出了真菌相关性重症哮喘（SAFS）的概念。SAFS 描述了持续哮喘发作的患者，有真菌致敏的依据（皮肤点刺实验阳性或血浆特异性 IgE 升高），但又不符合 ABPA 的诊断。目前公认的观点认为对于 ABPA 患者需要使用三唑类药物（伊曲康唑、伏立康唑及泊沙康唑）抗真菌治疗，但对于 SAFS 抗真菌治疗暂不推荐。

（5）大环内酯类抗生素

既往有研究提示大环内酯类抗生素可用于治疗中性粒细胞性哮喘，而中性粒细胞性哮喘往往提示重症哮喘。但目前并不推荐使用大环内酯类药物治疗重症哮喘，因其疗效尚不明确且长期使用可诱导抗生素耐药。

（6）新型靶向治疗药物

伴随着免疫学及分子生物学的发展，针对炎症因子的单克隆抗体已开始用于重症哮喘的治疗。Th2 和 II 型固有淋巴细胞（ILC2s）在哮喘发病中扮演重要角色。该通路激活产生 IL-4、IL-5、IL-13，导致 IgE 生成和嗜酸性粒细胞性哮喘炎。同时，固有免疫细胞因子 IL-1、IL-25、IL-33 以及 TSLP 反过来又可以进一步活化 Th2 和 IL-C2s。因此，该通路中各个位点均可成为哮喘治疗的潜在靶点。

使用单克隆抗体直接阻滞 IL-5（mepolizumab 和 reslizumab）或 IL-5 受体 α（benralizumab）用于治疗血或痰为嗜酸性粒细胞表型的重症哮喘患者，可以显著减少急性发作、改善哮喘控制和 FEV_1 水平。抗 IL-13 单抗 dupilimab、lebrikizumab 和 tralokinumab 可以显著改善高血浆骨膜素的重症哮喘患者的 FEV_1，前者还能减少急性发作的频率。Dupilumab 通过抑制 IL-4 受体 α、中和 IL-4 和 IL-13，减少所有患者急性发作的频率，对血嗜酸性粒细胞表型的患者可改善 FEV_1 并降低血浆 IgE 水平。抗 TSLP 单克隆抗体 AMG157 可以减少轻度哮喘患者血和痰中嗜酸性粒细胞的计数，降低 FeNO 值，减轻哮喘症状。抗 IgE 单抗 omalizumab 可改善高血浆 IgE 型重症哮喘患者的哮喘控制水平，减少急性发作，提高生活质量。此外，还有关于抗 IL-17 通路的单克隆抗体、抗趋化因子 CXCR2 单抗、抗 TNF-α 单抗等多种生物制剂用于哮喘治疗的临床研究，目前暂无阳性结果。相信随着对重症哮喘认识的不断深入，一定会有更多的治疗靶点被发现，大量的新药被用于临床治疗，希望这些药物在未来的十年能够投入市场，为更多重症哮喘患者带来福音。

（7）支气管热成形术

支气管热成形术（bronchial thermoplasty，BT）由 Gerard Cox 教授发明，是美国食品药品监督管理局（Food and Drug Administration，FDA）批准的针对重症哮喘的治疗新方法。早期的数据显示，BT 可以显著改善中重度哮喘患者的晨起 PEF、哮喘症状评分、减少急救药物的使用，但对 FEV_1 和气道反应性无影响。Cochrane 数据库的系统回顾提示 BT 可稍改善中重度患者的生活质量，减少哮喘急性发作，但对哮喘控制并无作用。因此，BT 对于重症哮喘的安全性和有效性仍需要进一步观察和更多的临床研究证实，我们将在后续的章节中单独讨论。

参考文献

1. Moore WC, Bleecker ER, Curran-Everett D, et al.Characterization of the severe asthma phenotype by the National Heart, Lung, and Blood Institute's Severe Asthma Research Program.J Allergy Clin Immunol, 2007, 119 (2): 405-413.

2. Chung KF, Godard P, Adelroth E, et al.Difficult/therapy-resistant asthma: the need for an integrated approach to define clinical phenotypes, evaluate risk factors, understand pathophysiology and find novel therapies. ERS Task Force on Difficult/Therapy-Resistant Asthma. European Respiratory Society.Eur Respir J, 1999, 13 (5): 1198-1208.

3. Proceedings of the ATS workshop on refractory asthma: current understanding, recommendations, and unanswered questions. American Thoracic Society.Am J Respir Crit Care Med, 2000, 162 (6): 2341-2351.

4. Chanez P, Wenzel SE, Anderson GP, et al.Severe asthma in adults: what are the important questions？ J Allergy Clin Immunol, 2007, 119 (6): 1337-1348.

5. Chung KF, Wenzel SE, Brozek JL, et al.International ERS/ATS guidelines on definition, evaluation and treatment of severe asthma.Eur Respir J, 2014, 43 (2): 343-373.

6. Moore WC, Meyers DA, Wenzel SE, et al.Identification of asthma phenotypes using cluster analysis in the Severe Asthma Research Program. Am J Respir Crit Care Med, 2010, 181 (4): 315-323.

7. Newby C, Heaney LG, Menzies-Gow A, et al.Statistical cluster analysis of the British Thoracic Society Severe refractory Asthma Registry: clinical outcomes and phenotype stability.PLoS One, 2014, 9 (7): e102987.

8. Gibeon D, Batuwita K, Osmond M, et al.Obesity-associated severe asthma represents a distinct clinical phenotype: analysis of the British Thoracic Society Difficult Asthma Registry Patient cohort according to BMI. Chest, 2013, 143 (2): 406-414.

9. Moore WC, Hastie AT, Li X, et al.Sputum neutrophil counts are associated with more severe asthma phenotypes using cluster analysis.J Allergy Clin Immunol, 2014, 133 (6): 1557-1563.e5.

10. Korevaar DA, Westerhof GA, Wang J, et al.Diagnostic accuracy of minimally invasive markers for detection of airway eosinophilia in asthma: a systematic review and meta-analysis.Lancet Respir Med, 2015, 3 (4): 290-300.

11. Zhang XY, Simpson JL, Powell H, et al.Full blood count parameters for the detection of asthma inflammatory phenotypes.Clin Exp Allergy, 2014, 44 (9): 1137-1145.

12. Robinson DS, Campbell DA, Durham SR, et al.Systematic assessment of difficult-to-treat asthma.Eur Respir J, 2003, 22 (3): 478-483.

13. Yorke J, Fleming SL, Shuldham C.Psychological interventions for adults with asthma: a systematic review.Respir Med, 2007, 101 (1): 1-14.

14. Cox G, Thomson NC, Rubin AS, et al.Asthma control during the year after bronchial thermoplasty.N Engl J Med, 2007, 356 (13): 1327-1337.

15. Torrego A, Solà I, Munoz AM, et al.Bronchial thermoplasty for moderate or severe persistent asthma in adults.Cochrane Database Syst Rev, 2014, (3): CD009910.

支气管热成形术

支气管哮喘（以下简称哮喘）是一种慢性气道疾病，以发作性、可逆性气流受阻、气道炎症和气道高反应性为特征。其主要临床症状包括气短、喘息和咳嗽、胸闷等。中国是哮喘大国，约有 3000 万哮喘患者，随着空气污染等逐渐加重，哮喘的发病率有逐渐升高的趋势。近几十年，针对支气管哮喘的药物和装置不断更新换代，从吸入药物的日新月异到生物制剂的横空出世，哮喘治疗效果较 20 世纪中叶有了长足的改善。尽管如此，仍有 5% ～ 10% 的患者哮喘控制不佳。因此，科学家们开始寻找治疗支气管哮喘的非药物途径。BT 应时而生。

BT 由加拿大医生 Gerard Cox 教授发明，2010 年被美国 FDA 批准用于重症哮喘的治疗并写入国际指南。2014
年 GINA 把 BT 作为哮喘第 5 级的推荐治疗方法之一。我
国于 2014 年 2 月开始将 BT 应用于临床，至 2015 年 8 月
全国已有 15 个城市、25 家医院开展了这项技术，累积 86
例患者接受了 226 次 BT 治疗。在本章节中，我们将围绕
BT 的原理、操作方法、主要临床试验及未来发展方向展开
讨论。

36. 支气管热成形术的原理

　　气道痉挛是哮喘发生气流受限的直接原因，气道平滑
肌在其中扮演重要角色，虽然其在哮喘病理生理中的地位
仍有争议，但研究发现重症哮喘患者气道平滑肌层显著增
厚。而支气管热成形术的原理简单直接，即采用局部热消
融来减少支气管平滑肌层厚度，从而达到减少支气管痉挛
的作用。近年来，射频消融技术已广泛用于心血管疾病，
主要治疗快速型心律失常，疗效显著。BT 则是从心脏射频
消融术演化而来。早期的动物研究发现，气道射频消融局
部产热后可以减轻气道高反应性，且气道高反应性的程度
与气道平滑肌层的厚度呈负相关。后续基于重症哮喘患者
的研究也有类似的发现，BT 治疗后气道平滑肌层厚度均显

著减少，I 型胶原沉积较操作前也显著减轻。更有趣的是，肺泡灌洗液中一些关键炎症因子浓度也发生了变化。这些结果提示 BT 可能不仅仅通过平滑肌层物理减容，还通过抑制平滑肌相关气道炎症来实现治疗重症哮喘的目的。

37. 支气管热成形术的操作流程

（1）患者筛选

筛选合适的患者进行 BT 治疗往往是取得良好疗效的前提。BT 的适应证已非常明确，对于中国人群主要适应证为：18 岁及以上重度持续性哮喘患者，尽管采取高剂量吸入型糖皮质激素及长效 β_2 受体激动剂治疗仍控制不佳。同时，当患者肺功能较差（依照笔者的经验，建议 $FEV_1\%$ < 65% 需谨慎）、合并其他呼吸系统的疾病或严重全身疾病、近期病情不稳定时，应该延期行 BT 术。因手术刺激可引起黏膜充血水肿，进而发生一过性哮喘急性发作，故术前 3 天、手术当天及术后 1 天需要口服激素来抑制气道炎症，缓解术后气道肿胀。

（2）手术步骤

支气管热成形术操作并不复杂。手术使用的是 Alair

系统，它包含一个提供能量的射频控制器，经由 Alair 导管来加热气道壁。Alair 导管是一个顶端带有可膨胀电极篮的导管，按压控制器可以使其与气管壁接触。发电机提供 460kHz 的单极射频能量，并带有主动反馈机制，以 65℃，10 秒钟连续、准确地局部热消融。

在患者处于中度或深度镇静下操作，通过一根工作孔道直径为 2.0mm 的可弯曲支气管镜进行。推荐使用外径较小的支气管镜，因为可以方便术者到达远端且更具有灵活性。完整的 BT 治疗分 3 次完成，分别针对左下叶、右下叶及左右上叶支气管进行治疗，中间间隔 3 周。目前推荐 BT 消融的区域从 ≥ 3mm 的 V 级支气管开始至叶支气管开口。由于右中叶易引起"中叶综合征"，故不纳入治疗区域。但有趣的是近期的研究发现，虽然没有针对右中叶的治疗，但发现右中叶的支气管平滑肌厚度也出现减少，其机制尚不清楚。每期的气管镜治疗约需 1 小时，下叶治疗次数可达 85 次，两上叶治疗次数可达 120 次，但最佳次数尚待进一步研究和确定。

（3）术后的观察及监测

手术结束后，需心电监护至少 24 小时，严密观察病情变化。出院前应在使用支气管舒张剂后行肺功能检查，若

FEV$_1$达到术前使用支气管舒张剂后 FEV$_1$ 值的 80%，且患者无明显不适主诉、生命体征稳定方可带药出院，须嘱患者继续规律使用吸入药物。

38. 主要临床试验结果

（1）BT 的安全性

关于 BT 用于患者的第一个临床试验主要关注其安全性。研究纳入 9 名疑似肺癌行肺叶切除术的患者，在术前行 BT 治疗，BT 术后 2 周内局部黏膜轻度发红水肿，肺叶切除术后发现平滑肌层厚度较前明显减少，且无明显并发症发生。该实验证实 BT 是一项安全的操作，可能是治疗哮喘的新方法。

（2）BT 的有效性

首个证据：2006 年，Cox 等对 16 名轻中度哮喘患者实施 BT 治疗并随访 2 年，结果发现 BT 治疗患者耐受性好，治疗后患者气道高反应性、无症状天数和 PEF 均出现改善。

AIR 研究：AIR 研究是 BT 的第一个随机对照研究，纳入了 112 名中重度哮喘患者。结果提示：药物治疗联合 BT 治疗的患者舒张前 FEV$_1$% 和气道高反应性相比于传统药物治疗组无显著差异，BT 组术后即出现呼吸困难和住院的比率较高。但从第 6 周开始，两组间症状和住院率即无显著差异。从随访第 3 月起，BT 治疗组无症状天数、哮喘控制评分（ACQ）及哮喘生活质量评分（AQLQ）均显著改善，且轻度发作减少，晨起 PEF 增高。该研究纳入了 $FEV_1\%$ 在 60% ～ 85% 的患者，但气流受限较重的哮喘患者被排除在外，故另一项名为 RISA 的研究随之展开。

RISA 研究：RISA 研究纳入 32 例重度症状性哮喘患者，BT 组舒张前 $FEV_1\%$ 为 62.9%。经过 BT 治疗后，患者 $FEV_1\%$ 显著提高 14.9%，ACQ 和 AQLQ 也出现显著改善。虽然 AIR 和 RISA 研究均得到了令人欣喜的结果，但 2 个实验均是非盲设计，因无法排除安慰剂效应而备受争议。

AIR-2 研究：为了回答上述争议，研究者开展了一项多中心随机双盲假手术对照研究，命名为 AIR-2。该研究纳入了 288 例患者，190 例接受 BT 治疗。结果提示 BT 治疗组患者 AQLQ 改善、急性发作频率减少、急诊就诊率降低、术后因病请假天数缩小。基于这项研究美国 FDA 在 2010 年批准支气管热成形术用于重症哮喘的治疗。但其实这项研究颇受争议。一方面主要观察指标 AQLQ 不仅在 BT 组出现改善，在假手术组也出现持续性好转。并且两组间是否存在差异也因采用不同的统计学方法而得到相悖的结论。另一方面该研究纳入使用高剂量 ICS 和 LABA 的患者，但却排除了以下几类情况：①使用超过 10mg/d 口服激素的患者。②每年超过 4 次的急性发作，需要大剂量激素治疗。③过去 1 年因哮喘发作住院超过 3 次。④过去 1 年发生下呼吸道感染超过 3 次。这一排除标准无疑把病情最严重的患者排除在外。

39. 远期效应

为了全面评估 BT 的安全性和有效性，研究人员对上述 3 个研究的受试者做了长期随访。AIR 研究中 BT 组患者进行了总共 5 年的随访，对照组 3 年随访。结果发现呼吸系统不良事件的发生率、口服激素量、急诊就诊次数和住院次数在两组类似，均保持在较低水平。但 BT 组患者气道高反应性在术后第 2 年、第 3 年低于对照组。对于 RISA 研究中 BT 组患者的 5 年随访也得到类似的结果，但由于该研究样本量较小，且没有对对照组进行随访，故数据说服力有限。AIR-2 研究的随访也因为伦理问题没有在对照组中进行。而 BT 治疗组患者的 5 年随访也发现患者急性发作频率、急诊就诊次数较术前均显著减少，肺功能无恶化，且高分辨 CT 未见明显结构破坏。

40. 支气管热成形术发展的未来方向和亟待解决的问题

综上所述，我们不难发现，BT 作为一种非药物手段对于重症哮喘可能具有较好的疗效。但目前仍有许多疑问需要回答，比如：BT 改善重症哮喘患者控制水平的机制是什么？是单纯平滑肌细胞减容，还是对平滑肌收缩功能的影响导致气道张力的改变，抑或是对平滑肌相关气道炎症的影响？最适合 BT 治疗的重症哮喘表型是什么？是否有潜在的生物标志物来识别这个亚群？BT 能否用于 ACOS 治疗？这都需要科研人员及临床医生相配合，从疾病的表型到内因型为我们逐步解开这一新事物的神秘面纱。

参考文献

1. Gordon IO, Husain AN, Charbeneau J, et al.Endobronchial biopsy: a guide for asthma therapy selection in the era of bronchial thermoplasty.J Asthma, 2013, 50 (6)：634-641.

2. Pretolani M, Dombret MC, Thabut G, et al.Reduction of airway smooth muscle mass by bronchial thermoplasty in patients with severe asthma.Am J Respir Crit Care Med, 2014, 190 (12)：1452-1454.

3. Chakir J, Haj-Salem I, Gras D, et al.Effects of Bronchial Thermoplasty on Airway Smooth Muscle and Collagen Deposition in Asthma.

Ann Am Thorac Soc，2015，12（11）：1612-1618.

4. Denner DR，Doeing DC，Hogarth DK，et al.Airway Inflammation after Bronchial Thermoplasty for Severe Asthma.Ann Am Thorac Soc，2015，12（9）：1302-1309.

5. Miller JD，Cox G，Vincic L，et al.A prospective feasibility study of bronchial thermoplasty in the human airway.Chest，2005，127（6）：1999-2006.

6. Cox G，Miller JD，McWilliams A，et al.Bronchial thermoplasty for asthma.Am J Respir Crit Care Med，2006，173（9）：965-969.

7. Cox G，Thomson NC，Rubin AS，et al.Asthma control during the year after bronchial thermoplasty.N Engl J Med，2007，356（13）：1327-1337.

8. Castro M，Rubin AS，Laviolette M，et al.Effectiveness and safety of bronchial thermoplasty in the treatment of severe asthma: a multicenter，randomized，double-blind，sham-controlled clinical trial.Am J Respir Crit Care Med，2010，181（2）：116-124.

9. Laxmanan B，Egressy K，Murgu SD，et al.Advances in Bronchial Thermoplasty.Chest，2016，150（3）：694-704.

出版者后记
Postscript

　　1 年时间，365 个日夜，300 位权威专家对每本书每个细节的精雕细琢，终于我们怀着忐忑的心情迎来了《中国医学临床百家》丛书的出版。我们科学技术文献出版社自 1973 年成立即开始出版医学图书，40 余年来，医学图书的内容和出版形式都发生了很大变化，这些无一不与医学的发展和进步相关。

　　近几年，中国的临床医学有了很大的发展，在国际医学领域也开始崭露头角。以北京天坛医院牵头的CHANCE 研究成果改写美国脑血管病二级预防指南为标志，中国一批临床专家的科研成果正在走向世界。但是，这些权威临床专家的科研成果多数首先发表在国外期刊上，之后才在国内期刊、会议中展现。如果出版专著，又为多人合著，专家个人的观点和成果精华被稀释。

为改变这种零落的展现方式，作为科技部所属的唯一一家出版机构，我们有责任为中国的临床医生提供一个系统展示临床研究成果的舞台。为此，我们策划出版了这套高端医学专著——《中国医学临床百家》丛书。"百家"既指临床各学科的权威专家，也取百家争鸣之意。

丛书中每一本书阐述一种疾病的最新研究成果及专家观点，按年度持续出版，强调医学知识的权威性和时效性，以期细致、连续、全面展示我国临床医学的发展历程。与其他医学专著相比，本丛书具有出版周期短、持续性强、主题突出、内容精练、阅读体验佳等特点。在图书出版的同时，同步通过万方数据库等互联网平台进入全国的医院，让各级临床医师和医学科研人员通过数据库检索到专家观点，并能迅速在临床实践中得以应用。

在与专家们沟通过程中，他们对丛书出版的高度认可给了我们坚定的信心。北京协和医院邱贵兴院士表示"这个项目是出版界的创新……项目持续开展下去，对促进中国临床学科的发展能起到很大作用"。北京大学第一医院霍勇教授认为"百家丛书很有意义"。复旦大学附属华山医院毛颖教授说"中国医学临床百家给了我们一个深度阐释和抒发观点的平台，我愿意将我的学术观点通过这个平台展示出来"。我们感谢这么多临床专家积极参与本丛书的写作，他们在深夜里的奋笔，感动着我们，鼓舞着我们，这是对本丛书的巨大支持，也是对我们出版工作的肯定，我们由衷地感谢！

在传统媒体与新兴媒体相融合的今天，打造好这套在互联网时代出版与传播的高端医学专著，为临床科研成果的快速转化服务，为中国临床医学的创新及临床医师诊疗水平的提升服务，我们一直在努力！

科学技术文献出版社

2016 年春